BIBLIOTHÈQUE

BIOLOGIQUE INTERNATIONALE

PUBLIÉE SOUS LA DIRECTION

De M. J.-L. DE LANESSAN

Professeur agrégé d'histoire naturelle à la Faculté de médecine
de Paris

IV

COULOMMIERS. — IMPRIMERIE PAUL BRODARD.

BIBLIOTHÈQUE BIOLOGIQUE INTERNATIONALE

L'EXAMEN

DE LA VISION

AU POINT DE VUE DE LA MÉDECINE GÉNÉRALE

PAR

Le Dr Aug. CHARPENTIER
Professeur à la Faculté de médecine de Nancy.

Avec 15 figures dans le texte.

PARIS
OCTAVE DOIN, ÉDITEUR
8, PLACE DE L'ODÉON, 8

1881

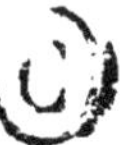

L'EXAMEN DE LA VISION

AU POINT DE VUE DE LA MÉDECINE GÉNÉRALE

I

La médecine des yeux a fait dans ces derniers temps de tels progrès, grâce à la précision de ses moyens de diagnostic et de traitement, que les cliniciens voués à la pratique courante commencent à se préoccuper beaucoup plus vivement qu'autrefois de l'état de ces organes. Rien de plus juste, car il est une foule de cas où un examen attentif et méthodique de l'appareil visuel peut donner sur l'état général d'un malade les renseignements les plus précieux et les plus inattendus. Aussi l'ophthalmoscope commence-t-il à acquérir droit de cité dans nos cliniques générales; instrument merveilleux par sa simplicité et sa puissance, il met à nu le fond de l'œil en même temps qu'il le grossit; il révèle admirablement l'état anatomique de parties profondément situées et qu'on eût cru devoir rester cachées pendant la vie à tous les regards, et, chose inappréciable, la première de ces parties, la rétine, peut être considérée comme un avant-garde du cerveau, auquel elle se rattache par ses connexions directes, par sa structure intime et par son développement embryonnaire. Nous voici donc, grâce à l'invention d'Helmholtz, témoins de ce qui se passe dans une partie importante du système nerveux central; c'est là, parmi tous les autres, un avantage qu'aucun médecin ne peut dédaigner. La faveur dont jouit l'ophthalmoscope est ainsi justifiée à un grand nombre de points de vue : simplicité, variété d'usages, fécondité et importance des renseignements qu'il nous donne, utilité incontestable.

Cependant, si l'ophthalmoscope doit être entre les mains des médecins qui désirent connaître l'état de tous les organes accessibles à leur investigation, et qui pensent avec raison que l'organe de la vue est l'un des plus importants à examiner, il est indispensable de délimiter la portée de cet instrument et l'étendue de son application. En d'autres termes, si l'ophthalmoscope doit nous rendre des services, c'est à la condition que l'on sache bien quels services il peut nous rendre, et quels sont au contraire ceux qu'on ne doit pas attendre de lui.

L'ophthalmoscope peut nous renseigner sur le degré de transparence des milieux de l'œil et sur l'état anatomique de la rétine, de la papille optique et des parties antérieures de la choroïde ; il peut aussi faire connaître à un oculiste exercé l'état de la réfraction oculaire. Voilà ce qu'on peut lui demander.

Ce qu'il ne faut pas lui demander, au contraire, c'est un renseignement quelconque sur l'état fonctionnel de la vision.

Or réfléchissons bien à ce fait que l'appareil visuel n'est pas borné simplement au globe de l'œil, qu'il a des racines directes, profondes et étendues dans l'encéphale, qu'il nous donne des notions nombreuses et diverses sur la dimension des objets, sur leur distance, sur leur position, sur leur forme, sur leur nombre, sur leur couleur, sur leur clarté. Nous reconnaîtrons alors que nous avons affaire à un appareil complexe, encore moins homogène au point de vue physiologique qu'il ne l'est au point de vue anatomique.

En d'autres termes, la vision peut se décomposer en fonctions multiples et distinctes qu'il est nécessaire d'explorer isolément, et leur exploration se fait suivant certaines méthodes assez simples qu'il est utile de connaître. L'ophthalmoscope nous servira-t-il pour cette exploration ? Non. Voici donc toute une série de renseignements, des plus nombreux, des plus précis et des plus importants, qu'il est impuissant à nous donner et qu'il faut recueillir autrement.

De ces deux séries de renseignements, celle des renseignements anatomiques que nous demandons à l'ophthalmoscope, et celle des renseignements physiologiques que cet instrument ne peut nous donner, laquelle est la plus précieuse?

C'est évidemment la seconde. Imaginons un processus morbide quelconque ; il troublera la fonction avant de modifier l'organe, il se manifestera physiologiquement avant de produire la moindre lésion sensible, et sans aucun doute un examen fonctionnel sérieux décèlera le début de la maladie bien avant que l'ophthalmoscope nous ait permis d'apprécier la moindre différence de couleur ou d'aspect du fond de l'œil.

Il ne faut pas aller très loin pour rappeler des maladies que l'on ne connaît encore que par les troubles fonctionnels qu'elles produisent : il suffit de citer la série des amblyopies, dont un grand nombre existe sans lésion reconnue jusqu'à aujourd'hui. Mais combien sont plus nombreuses encore les affections que l'examen fonctionnel permet de diagnostiquer à leur début, et qu'un traitement rationnel empêche d'arriver jusqu'à la phase anatomo-pathologique, seule accessible à l'ophthalmoscope !

Un médecin qui veut explorer l'état de l'appareil visuel doit donc savoir se servir de l'ophthalmoscope, mais il ne doit pas se contenter de cet instrument : il doit connaître et les différentes fonctions visuelles et les méthodes propres à les explorer.

Ces méthodes, dans ce qu'elles ont de vraiment utiles, sont peu nombreuses, elles sont simples, et elles exigent un appareil instrumental relativement restreint. De plus, elles sont peu connues parmi nous, et, tandis que l'ophthalmoscopie a suggéré des volumes nombreux et divers, l'examen méthodique des fonctions visuelles n'a fait l'objet d'aucun traité élémentaire destiné à la généralité des médecins[1]. C'est ce qui a engagé l'auteur à entreprendre de combler cette lacune dans une certaine mesure.

II

Nous nous occuperons donc spécialement de l'exploration physiologique de l'appareil visuel, c'est-à-dire des méthodes les plus simples et les plus précises qui peuvent nous renseigner sur le fonctionnement de cet appareil.

1. L'ouvrage de notre maître et ami M. Landolt, *Leçons sur le diagnostic des maladies des yeux*, recueillies par Aug. Charpentier, ferait exception s'il étudiait toutes les fonctions visuelles, et s'il n'étudiait qu'elles. Bien que le point de vue de l'auteur soit différent du nôtre, on consultera toujours ce livre avec fruit.

Il n'est pas besoin d'insister sur l'importance qu'il faut attacher au choix des méthodes, dans toute espèce d'investigation scientifique. Mais cela s'applique particulièrement à l'ophthalmologie, où les méthodes et les instruments abondent et où il est nécessaire de choisir. Pour prendre un exemple, on ne compte actuellement pas moins de 70 modèles différents d'ophthalmoscope. Est-il nécessaire, pour être en état d'explorer le fond de l'œil, de connaître cette multitude d'instruments ? En réalité, l'ophthalmoscopie constitue une méthode simple, bien qu'on ait voulu la compliquer à plaisir. Que faut-il, pour être en état de l'appliquer? Il faut avant tout se rendre compte d'une façon précise des conditions dans lesquelles on peut éclairer et distinguer le fond de l'œil; cette connaissance une fois acquise, le premier miroir troué et la première loupe venue suffiront dans presque tous les cas.

Dans d'autres circonstances, au contraire, on a trop simplifié l'instrumentation : ainsi, pour la mesure du champ visuel, on se servait naguère et beaucoup se servent encore d'un simple tableau noir ; M. Landolt a montré que c'était là un appareil peu précis et de plus tout à fait insuffisant. Nous verrons qu'ici le périmètre devient indispensable et rend de réels services.

Lorsque le médecin se propose d'explorer un

organe ou une fonction, il ne doit donc pas être esclave de l'instrumentation ou de la tradition couramment acceptée ; il doit avant tout savoir ce qu'il recherche et de quelle façon le procédé ou l'instrument qu'il emploie peuvent le renseigner et lui faire atteindre son but. Et sur quelle base s'appuiera-t-il pour acquérir ces notions capitales? Avant tout, sur la physiologie.

On a trop oublié jusqu'à présent que l'œil n'est pas un instrument d'optique, mais un organe vivant, formé des mêmes éléments que les autres organes, obéissant aux mêmes lois que ceux-ci, à des lois physiologiques plutôt que physiques. Certainement il se rencontre dans cet organe certaines particularités de structure qui le rendent propres à certains usages déterminés; il a subi une évolution spéciale grâce à laquelle il est plus accessible aux excitations lumineuses qu'aux excitations mécaniques, par exemple; mais cesse-t-il pour cela de faire partie d'un organisme vivant et d'être soumis, comme le reste de cet organisme, aux lois ordinaires de la vie, et même, en tant qu'organe nerveux, aux plus spéciales et aux plus complexes de ces lois?

Il est évident que pour l'oculiste l'étude de la réfraction de l'œil et de ses nombreuses anomalies est indispensable, et ce n'est pas une des parties les moins importantes et les moins difficiles de l'ophthalmologie. Mais pour le médecin cette importance diminue de beaucoup, car les troubles de la réfraction sont des états accessoires, vices de conformation congénitaux ou effets purement passifs d'une affection évidente du fond de l'œil. Ils lui importent seulement comme causes d'erreur qu'il est nécessaire d'éliminer dans la détermination de l'acuité visuelle.

Au contraire, l'étude de la sensibilité à la lumière et aux couleurs, les limites du champ visuel, le fonctionnement des parties centrales ou excentriques de la rétine, voilà ce qui doit attirer l'attention du médecin, parce qu'il pourra, s'il connaît la valeur de ces données, reconnaître aisément les traces d'affections plus ou moins graves et plus ou moins profondément cachées.

On s'occupe beaucoup, par exemple, des troubles de la sensibilité, qu'ils soient locaux ou généraux, d'origine centrale ou de nature toxique; tout le monde commence à en comprendre la valeur. Or au premier rang parmi ces troubles viennent ceux de l'appareil visuel; comment le médecin connaîtra-t-il l'état de la sensibilité de cet appareil, s'il ne sait qu'il est nécessaire d'examiner en détail les diverses parties du champ visuel, que le centre de la rétine possède une sensibilité tout à fait spéciale, que les fonctions visuelles sont de nature complexe et comprennent plusieurs modes de sensibilité distincts dont chacun peut être atteint pour sa part et doit être exploré séparement? Voilà tout un ordre de connaissances qu'il faudrait chercher longtemps dans les traités d'ophthalmologie avant de les y découvrir; j'ai donc eu bien moins à réunir des renseignements épars qu'à faire un travail nouveau, tendant à un but bien défini : indiquer à tout médecin les moyens simples et précis d'apprécier pratiquement l'état fonctionnel de l'appareil visuel.

III

L'appareil visuel se compose de plusieurs parties d'inégale importance et dont il est nécessaire de bien connaître le rôle particulier.

Cet appareil comprend deux organes terminaux, les globes oculaires, qui ont la même conformation et une position symétrique. Chacun d'eux est relié au cerveau par le nerf optique, cordon blanc qui, par son origine et sa structure, ressemble moins à un nerf qu'à un prolongement de la substance blanche centrale. Les deux nerfs semblent d'abord se réunir sur la ligne médiane, puis ils se séparent en deux cordons blancs, les bandelettes optiques, qui contournent les pédoncules cérébraux et se rendent, après avoir traversé deux ganglions, les corps genouillés, aux tubercules quadrijumeaux. Que deviennent-ils ensuite? Il est difficile de le dire. On a pu seulement établir une connexion certaine entre l'œil et les couches optiques, la capsule interne, les circonvolutions occipitales. Au fond, la question reste ouverte; tout ce qu'on peut affirmer, c'est que les relations entre le nerf optique et le cerveau sont multiples et complexes, et qu'aucune formule simple, si séduisante et si hautement appuyée qu'elle soit, ne répond à l'état des faits.

Chacun des globes oculaires est mobile autour de son centre et peut prendre des directions très diverses sous l'action de six muscles auxquels se rendent trois cordons nerveux d'origine différente; il existe certainement des connexions centrales entre ces trois nerfs et le nerf optique; il en existe de non moins certaines entre le nerf optique et le trijumeau. Qu'on juge d'après cette seule remarque s'il est permis au médecin, dans l'état actuel de nos connaissances sur la structure du cerveau, de tracer dans son imagination tout un en semble de filets nerveux suivant des voies déterminées et obéissant complaisamment à des théories éphémères, qui sont celles d'aujourd'hui et qui ne seront plus celles de demain.

Quoi qu'il en soit, le nerf optique, à sa périphérie, pénètre dans l'œil et en tapisse la moitié postérieure, sous forme d'une membrane riche en fibres et en cellules nerveuses et qu'on appelle la rétine. C'est là la partie essentielle de l'œil, c'est elle qui établit un point de contact entre les centres nerveux et l'extérieur, en recueillant et en élaborant les impressions produites par les objets lumineux.

La rétine est sous beaucoup de rapports comparable à la peau, à cette différence près, que les excitations qui agissent sur elle la font réagir d'une autre façon et produisent dans tous les cas une sensation particulière, la sensation lumineuse. De plus, sa sensibilité est bien plus délicate, en ce sens que, au lieu de différencier des contacts éloignés l'un de l'autre de 1 millimètre et plus, elle peut déjà percevoir 300 contacts distincts sur cette même étendue. Autre différence : la rétine n'est plus excitée ordinairement, comme la peau, par des actions mécaniques ; elle est en effet séparée de l'extérieur par des parties épaisses, molles et spécialement adaptées pour le passage et la concentration des rayons lumineux. Ces parties constituent les milieux dioptriques de l'œil, la cornée, l'humeur aqueuse, le cristallin et le corps vitré. Grâce à elles, il se forme sur la rétine des images nettes des objets lumineux extérieurs. Ces images sont plus petites que les objets eux-mêmes, circonstance en rapport avec l'extrême sensibilité de la rétine et son peu d'étendue ; de plus, elles sont d'autant plus petites que les objets sont plus éloignés.

Les objets extérieurs ne viennent donc pas impressionner directement et mécaniquement la rétine, mais envoient simplement sur elle, et à distance, des radiations de diverses natures, plus ou moins intenses et en plus ou moins grand nombre. De ces radiations, les unes, surtout connues par leurs effets calorifiques, sont absorbées pour la plupart dans les milieux transparents de l'œil; d'autres, auxquelles on reconnaît surtout une action chimique, n'arrivent aussi sur la rétine qu'en petite quantité et l'impressionnement à peine ; quant aux radiations moyennes du spectre, elles passent librement à travers les parties antérieures de l'œil et agissent fortement sur la rétine; ce sont les radiations lumineuses.

La lumière excite donc la rétine, c'est là son excitant habituel et normal ; elle l'excite plus ou moins fortement suivant son intensité, et elle l'excite différemment suivant la nature des rayons qui la composent, ou, comme on dit, suivant sa couleur. Voilà le fait essentiel, initial de la vision.

La rétine a un excitant spécial, la lumière. Mais il faut remarquer que la peau est elle-même sensible aux radiations lumineuses ; seulement elle les ressent surtout sous forme de chaleur et à un bien moindre degré; de plus, sa sensibilité n'est pas limitée, comme celle de la rétine, à la partie moyenne du spectre; elle est plus générale et plus étendue. Il n'y a pas, malgré tout, une différence essentielle sous ce rapport.

Ce qui rapproche la peau et la rétine, c'est d'abord leur étalement analogue sous forme de membrane accessible à une foule d'excitations simultanées; c'est ensuite le grand nombre des terminaisons nerveuses qui s'y rendent, et l'indépendance assez grande de ces filets nerveux les uns par rapport aux autres; c'est, en outre, la pluralité et le parallélisme presque complet des modes de sensation qui prennent leur origine dans ces deux membranes : sensation lumineuse dans la rétine, sensation de contact dans la peau; sensation de couleur dans la première, sensation de température dans la seconde; à, un degré plus élevé, distinction des formes dans l'une et dans l'autre. Enfin, un autre point de contact, c'est l'inégalité considérable qui existe entre les diverses parties de ces deux membranes sous le rapport de la délicatesse de la perception ; à tel point que la plus grande partie de leur étendue ne sert qu'accessoirement et d'une façon secondaire, soit à la vision, soit au toucher; la première de ces deux fonctions étant dévolue à peu près exclusivement à la fovea centralis, dont l'étendue n'est pas même de 2 dixièmes de millimètre, la seconde est exercée normalement par la main et non pas même par toute la main, mais surtout par la pulpe du doigt indicateur ; le reste de la rétine jouit d'une vision diffuse, le reste de la peau jouit d'un toucher diffus.

La suite montrera mieux encore la justesse de ce parallèle. Nous devons entrer maintenant dans l'examen de l'œil et de ses fonctions.

IV

L'appareil visuel est double. On peut donc diviser en deux parts les actes dont se compose la vision. On peut envisager d'abord les actes visuels qui se produisent dans chaque œil considéré isolément, c'est-à-dire la vision monoculaire, et, en second lieu, le consensus des impressions fournies par les deux yeux, en d'autres termes la vision binoculaire. Nous insisterons plus spécialement sur la première, qui est la plus importante et qui sert de base à la seconde.

L'œil a à peu près la forme d'une sphère à la partie antérieure de laquelle serait enchâssée une calotte transparente à courbure plus prononcée. Les parties superficielles, cornée, sclérotique, composées surtout d'un tissu fibreux résistant, forment une coque protectrice qui contient les milieux réfringents et la rétine, avec d'autres parties accessoires. Nous savons que la rétine tapisse la moitié postérieure de l'intérieur de cette coque et qu'elle est la partie sensible de l'œil, l'épanouissement du nerf optique.

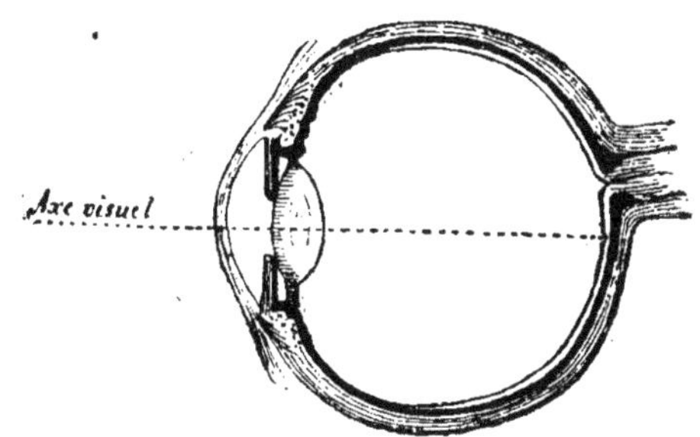

Fig. 1. — L'œil et l'axe visuel (œil gauche, coupe transversale).

Il est nécessaire de considérer à cet œil un axe antéro-postérieur, ligne fictive qui le traverse d'avant en arrière, passant par le centre du globe et par ses sommets antérieur et postérieur; cette ligne droite, que nous appellerons axe visuel[2], rencontre la rétine en un point très important à connaître; ce point, qui constitue le *point visuel*, correspond à la *fovea centralis*, la région la plus sensible de la rétine; c'est la seule qui serve normalement à la vision nette : c'est là que

1. En réalité, l'axe optique et l'axe visuel diffèrent un peu l'un de l'autre; mais on peut les confondre sans erreur, au point de vue où nous nous plaçons.

viennent se peindre les images des objets que nous *regardons;* de plus, c'est un point de repère auquel nous rapportons, plus ou moins inconsciemment, tous les objets voisins; il ne nous sert pas seulement à regarder, mais encore à *situer* ces objets (fig. 1).

Nous pouvons prolonger indéfiniment l'axe visuel à la partie antérieure de l'œil ; les objets extérieurs doivent être situés sur cet axe même pour être vus nettement ; aussi, pour voir en détail une série d'objets, devons-nous diriger successivement notre axe visuel vers chacun d'eux, en faisant tourner notre œil autour de son centre, soit à droite ou à gauche, soit en haut ou en bas, soit dans des directions intermédiaires.

Mais, si nous ne voyons nettement que les objets qui forment leur image sur la fovea, notre vue embrasse un champ très considérable d'objets que nous ne percevons pas distinctement, mais qui n'en font pas moins sur notre rétine une impression très appréciable. En effet, la fovea, lieu de la vision distincte, n'a guère que la dix millième partie de l'étendue de toute la rétine, et on sait que cette membrane est partout impressionnable par la lumière (sauf 1 ou 2 millimètres sur les bords).

Il y a donc une question que nous devons nous poser d'abord et qui prime toutes les autres par son importance : Etant donné un œil, sain ou malade, quelles sont les limites dans lesquelles sa rétine est sensible, et est-elle sensible dans toute son étendue ? Il ne s'agit pas ici de savoir si le sujet voit bien ou mal, mais simplement de savoir dans quelle étendue il est impressionnable à un degré quelconque par la lumière. Il faut en d'autres termes déterminer son *champ visuel.*

V

La rétine a une forme analogue à la surface d'une demi-sphère, tapissant environ la moitié postérieure du globe de l'œil. On peut très bien admettre, dans la pratique, que le centre de cette demi-sphère coïncide avec le centre optique de l'œil. Chacun des points des objets lumineux qui se trouvent devant l'œil à une distance convenable forme leur image sur la rétine dans la direction de la ligne qui, partant de ce point, passe par le centre en question ; on appelle ces lignes des lignes de direction. Ces lignes de direction ont une certaine orientation par rapport à la ligne visuelle, c'est-à-dire la ligne qui passe par la fovea ; ainsi elles sont à droite ou à gauche, en bas ou en haut de celle-ci.

Supposons que l'œil regarde un objet ; c'est le

seul qu'il voie nettement à ce moment précis; c'est celui qui est situé devant lui sur la ligne visuelle et dont l'image se fait sur la fovea; mais, en même temps, des objets plus ou moins distants de l'objet regardé sont aussi vus d'une manière diffuse; leur ligne de direction forme avec la ligne visuelle un angle plus ou moins grand, et cet angle peut être soit dans le méridien vertical, soit dans le méridien horizontal, soit dans un méridien incliné par rapport aux deux premiers. Pour connaître la topographie rétinienne, c'est-à-dire pour déterminer la situation de l'image d'un objet par rapport à la fovea, point de repère constant, il faut connaître deux choses : 1° le méridien dans lequel cet angle est situé ; 2° l'angle que forme dans ce méridien l'image lumineuse avec la fovea, ou la ligne de direction de cet objet avec la ligne visuelle.

Prenons comme exemple le méridien horizontal (fig. 2). On peut supposer l'œil coupé horizontalement, la ligne de section formera un cercle ayant pour centre le centre optique (approximativement, bien entendu); sur ce cercle viendront se peindre tous les objets situés extérieurement sur un plan correspondant au plan de section, chacun d'eux ayant sa ligne de direction propre, qui forme un certain angle avec la ligne visuelle. Pour que ces objets soient vus, leurs lignes de direction ne devront pas dépasser un certain angle; cet angle sera par exemple 90 degrés pour la partie interne de la rétine (à droite dans la figure) et 60 degrés pour la partie externe (gauche

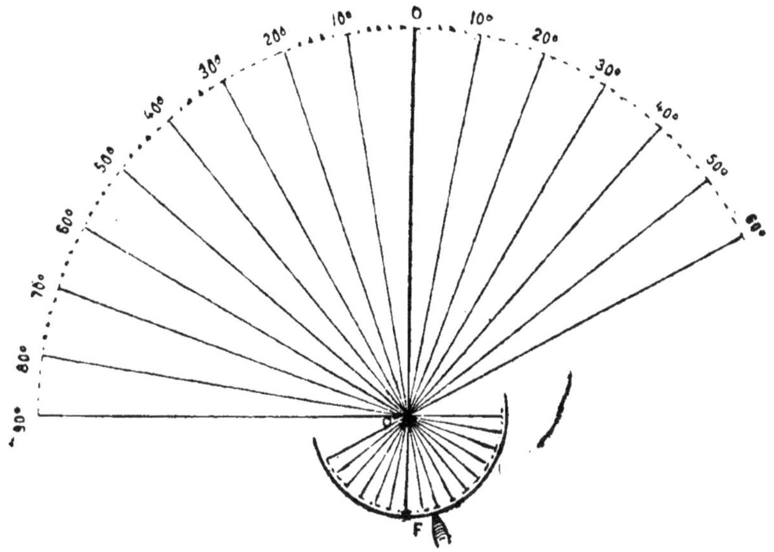

Fig. 2. — Rétine et champ visuel (œil gauche).

dans la figure). Tout l'espace extérieur compris entre ces lignes extrêmes se nomme le champ visuel; tous les objets situés au devant de l'œil dans cet espace peuvent être vus en même temps.

Il faut remarquer que les lignes de direction s'entrecroisent toutes au centre optique; par conséquent, les images situées à droite correspondent à des objets situés à gauche à l'extérieur, et réciproquement. Donc la partie externe du champ visuel donne lieu à des images situées dans la partie interne de la rétine; la partie supérieure du champ visuel correspond à la partie inférieure de la rétine; et ainsi de suite.

Si, au lieu de considérer le méridien horizontal, on explorait le méridien vertical, on verrait que tout l'espace compris entre 55° en haut et 65° en bas de l'angle visuel peut être visible.

On pourrait encore explorer les méridiens intermédiaires aux deux premiers, et on trouverait d'autres limites.

Si l'on interrogeait ainsi tous les méridiens possibles (ce qui n'est même pas nécessaire), on arriverait à déterminer un vaste espace conique dont le sommet est le centre optique de l'œil, espace dans l'intérieur duquel tous les objets lumineux sont visibles.

Je répète qu'il ne s'agit pas ici de vision nette, mais bien d'impression lumineuse quelconque : il n'y a qu'un point qui soit vu nettement à un moment donné; c'est le point que l'on *regarde*, celui qui se trouve devant l'œil sur la ligne visuelle; mais en même temps tous les objets situés dans l'intérieur du champ visuel et au devant de l'œil produisent une sensation lumineuse plus ou moins vague, mais bien évidente.

Il est très important en physiologie et en médecine de déterminer les limites du champ visuel;

ces limites peuvent être restreintes soit à la fois dans tous les méridiens, soit seulement dans quelques-uns; l'espace visuel peut affecter par suite d'affections diverses des formes très différentes qu'il importe de connaître, car il a normalement une forme bien définie et des limites assez fixes; il est donc facile de savoir ce qui manque sur un champ visuel anormal, et par suite quelles parties de la rétine ont perdu leur sensibilité.

Le champ visuel peut dans certains cas, sans même avoir ses limites déformées, présenter dans son intérieur des lacunes plus ou moins nombreuses, plus ou moins étendues; d'après leur position, on jugera de l'état fonctionnel de la surface rétinienne. On ne devra donc pas toujours se contenter de déterminer les limites périphériques du champ visuel, mais explorer l'intérieur de cet espace quand il en sera nécessaire.

Comment nous représenterons-nous la forme et les limites du champ visuel? La manière la plus simple est la suivante :

Figurons sur le papier un point. Ce sera notre zéro. Supposons l'œil situé en face de ce point et le regardant fixement. Traçons par ce point une ligne horizontale et prenons à droite et à gauche du zéro des longueurs égales qui correspondront à des angles visuels égaux de 10 en 10° par exemple. Nous aurons ainsi d'un côté et de l'autre du zéro une série de points dont le premier correspondra à 10°, le second à 20°, le troisième à 30°, etc., par rapport à la ligne visuelle.

Si dans notre exploration du champ visuel nous avons reconnu que l'œil voit à gauche jusqu'à 90°, à droite jusqu'à 60° du point de fixation, nous marquerons un trait vis-à-vis des divisions correspondantes.

Traçons maintenant par le zéro une ligne verticale, et prenons encore en haut et en bas des longueurs égales aux précédentes et que nous supposerons correspondre comme celles-ci à des angles de 10 en 10°. Ce sera notre méridien vertical, et si nous avons reconnu par notre examen que l'œil voit en haut jusqu'à 55°, et en bas jusqu'à 65° du point de fixation, nous marquerons sur notre ligne verticale deux traits, l'un en haut, l'autre en bas, vis-à-vis des degrés correspondants.

Nous ferons de même pour les deux méridiens intermédiaires entre le vertical et l'horizontal, et nous aurons encore quatre nouveaux points de repère. Nous en aurons huit en tout, ce qui est suffisant.

Nous réunirons chaque point de repère à ses voisins au moyen d'une ligne plus ou moins courbe suivant la forme générale du champ visuel, et nous arriverons ainsi à circonscrire un espace qui sera une projection plane de notre champ visuel, projection très facile à obtenir et à comprendre (c'est, d'après M. Landolt, une projection *équidistante polaire*).

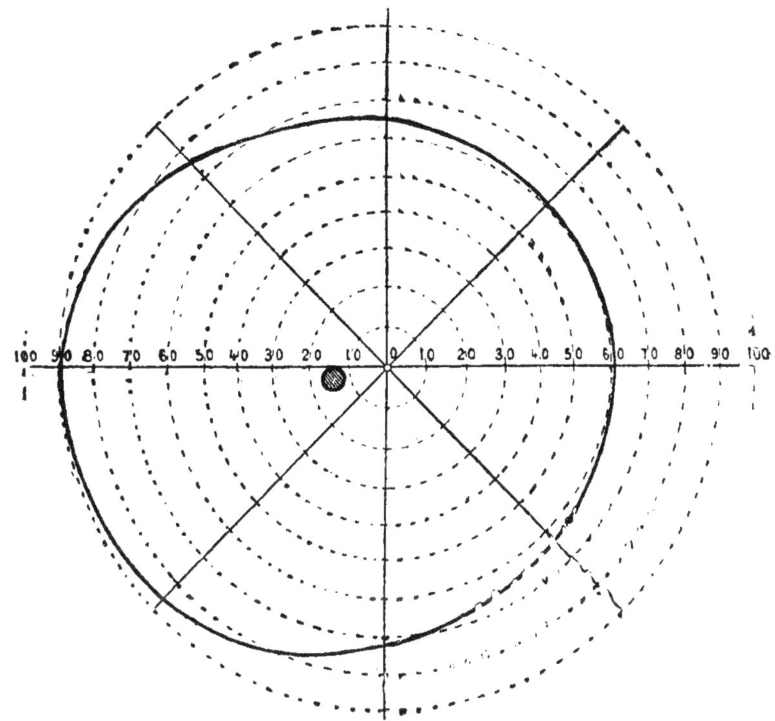

Fig. 3. — Champ visuel de mon œil gauche.

La figure 3 représente un schéma construit très simplement d'après ces données et sur lequel est tracée la courbe correspondant aux limites normales du champ visuel.

Par cette expression : champ visuel normal, il ne faut pas entendre une forme constante et des dimensions absolues, mais simplement une forme et des dimensions moyennes. Les limites du champ visuel peuvent être sur des yeux normaux un peu plus ou un peu moins étendues, soit en général, soit dans certaines directions; il y a seulement certaines limites minima au-dessous desquelles un champ visuel est anormal.

Ces limites ne peuvent être fixées rigoureusement dans toutes les directions; en haut et en bas, en bas et en dedans, le champ visuel peut être borné par le relief des sourcils, des pommettes, du nez, relief plus ou moins prononcé suivant les sujets. Mais dans trois directions elles ont une grande importance : 1° en dehors (côté externe ou temporal du méridien horizontal), une limite inférieure à 85° est trop faible et indique un état anormal; 2° en bas et en dehors la limite minima est la même; 3° en dedans, la limite normale n'est jamais inférieure à 45°.

Voyons les limites tracées sur la figure; ce sont celles du champ visuel de mon œil gauche.

Il faut avant tout savoir s'orienter. Le haut et le bas du champ visuel ne présentent pas de difficultés. Quant au côté externe, il correspond aux objets situés en dehors de la ligne visuelle par rapport à l'axe du corps, c'est-à-dire aux objets situés du côté de la tempe; il est donc à gauche pour l'œil gauche, à droite pour l'œil droit. Le côté interne ou nasal correspond aux objets situés vers le nez par rapport à la ligne visuelle; il est à droite pour l'œil gauche, à gauche pour l'œli droit.

Les méridiens intermédiaires donnent quatre nouvelles directions : l'une en haut et en dehors, la seconde en haut et en dedans; la troisième en bas et en dehors, la quatrième en bas et en dedans.

Notre champ visuel gauche a donc, en parcourant ses limites en sens inverse des aiguilles d'une montre :

En dehors	90°
En dehors et en bas	87
En bas	72
En bas et en dedans	63
En dedans	61
En dedans et en haut	60
En haut	65
En haut et en dehors	75

Il n'entre pas dans notre plan de décrire les divers états pathologiques que le médecin peut rencontrer; ces états sont très nombreux en ce qui concerne les limites du champ visuel; le médecin soucieux de son instruction trouvera là beaucoup à apprendre et beaucoup à faire. Cette exploration est une de celles qui peuvent donner les renseignements les plus précieux et les plus exacts sur la nature et la situation des centres nerveux qui concourent à la vision. C'est quand on aura des renseignements nombreux et précis, par exemple, qu'on pourra résoudre la question des hémiopies, celle de l'entrecroisement partiel ou complet des nerfs optiques, celle du double entrecroisement, celle des origines centrales des fibres visuelles, questions qui ne sont que posées aujourd'hui et non résolues.

Le manuel opératoire est ici d'une grande importance, et nous allons maintenant décrire la manière la plus précise de déterminer les limites du champ visuel. Il ne sera ici question, comme dans chacun des chapitres de ce travail, que d'une seule méthode, celle que j'appellerais volontiers la bonne, si la science devait rester stationnaire et s'il fallait perdre l'espoir d'en trouver de meilleures encore.

VI

Pour déterminer les limites du champ visuel, *rien ne peut remplacer* le périmètre, instrument imaginé par Aubert, perfectionné et utilisé surtout par Landolt, auquel on doit à peu près tout dans cette question.

Le périmètre (fig. 4) a pour organe principal une lame noire courbée en arc. Cet arc embrasse l'étendue d'une demi-circonférence, avec un rayon de 30 centimètres environ. Au sommet de cet arc, c'est-à-dire à la moitié de sa longueur, est tracé du côté concave un petit point blanc que l'œil doit fixer.

Il correspond au zéro de la graduation, et derrière cet arc, c'est-à-dire du côté convexe, sont

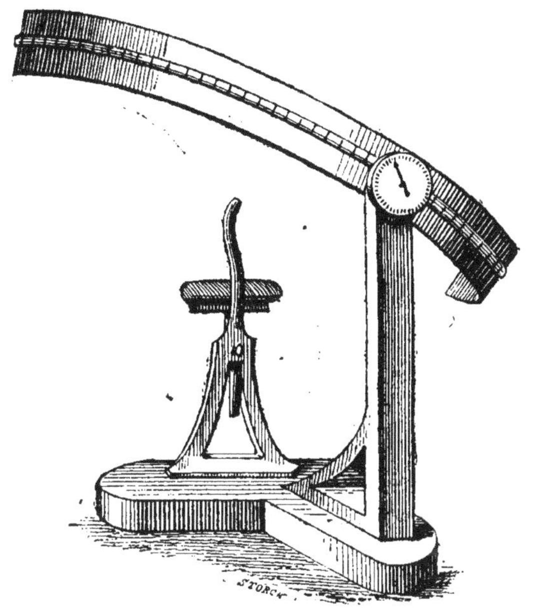

Fig. 4. — Périmètre de Landolt.

tracés de part et d'autre du zéro des divisions équidistantes correspondant chacune à 5 ou 10°; le nombre des degrés indiqués sur une division désigne l'écartement angulaire que forment les lignes de direction menées au centre de l'œil, d'une part par le point zéro, d'autre part par la division en question, *quand l'œil est placé au centre de l'arc;* comme cet arc ou plutôt cette demi-circonférence a un rayon de 30 centimètres, l'œil doit être placé à 30 centimètres du point de fixation et doit être à la même distance de toutes les divisions de l'arc.

Ce centre de l'arc périmétrique est indiqué par l'extrémité supérieure d'une tige métallique verticale fixée au pied de l'instrument ; le sommet de cette tige doit être appuyé contre le rebord inférieur de l'orbite, pour que l'œil soit sensiblement au centre de l'instrument ; un appui en velours qui peut s'élever ou s'abaisser de quelques centimètres suivant la longueur du visage sert à supporter le menton.

L'œil à examiner étant ainsi fixé, et l'autre œil recouvert d'un bandeau, on invite le sujet à regarder le point blanc correspondant au zéro et à maintenir son œil immobile pendant la durée de chaque exploration. Cette immobilité du regard doit être rigoureusement contrôlée par le médecin; *c'est là le point capital de tous les examens périmétriques.* L'opérateur doit donc se placer vis-à-vis du sujet examiné et ne pas perdre celui-ci de vue tant qu'il lui présentera un objet à voir indirectement. Dès que la ligne visuelle bougera pendant la présentation de l'objet, il faudra recommencer cette dernière.

Nous avons en effet une tendance très forte à

diriger notre regard vers les objets sur lesquels on appelle notre attention ; mais nous devenons maîtres de cette tendance avec un peu de bonne volonté, et nous arrivons facilement, pendant que notre ligne visuelle reste fixe, à voir indirectement les objets lumineux contenus dans le champ visuel.

L'œil du sujet fixant le zéro de l'instrument, le médecin fait avancer de la périphérie vers ce point un curseur qui peut glisser sur l'arc. Ce curseur est noir, sauf le centre, qui forme un petit cercle blanc d'un diamètre de 1 centimètre ou 1 centimètre 1/2. Dès que ce cercle blanc pénètre dans le champ visuel, le sujet indique qu'il voit un objet clair. A ce moment un index fixé au curseur est en regard d'une certaine division de l'arc. Cette division est la limite du champ visuel dans la direction explorée.

On commence l'opération en sens inverse dans la direction contraire, et on obtient les deux limites du champ visuel dans le méridien de l'arc.

Jusqu'à présent, nous avons supposé que l'arc était fixe; s'il en était ainsi, on ne pourrait examiner qu'un seul méridien, le méridien horizontal par exemple. Mais l'arc est mobile, de telle sorte qu'on puisse incliner son plan dans toutes les directions autour de la ligne visuelle. A cet effet, il est soutenu par son sommet (point zéro) à l'aide d'une colonne fixée au pied de l'instrument en regard de celle qui sert de point d'appui à l'œil et au menton; mais cette colonne ne porte pas l'arc directement, elle soutient seulement une tige horizontale fixée au sommet de cet arc et à sa partie postérieure; cette tige a la direction de la ligne visuelle prolongée; elle est emboîtée dans une gorge horizontale à la partie supérieure de la colonne et peut, en tournant dans cette gorge, déplacer autour d'elle l'arc du périmètre. On voit ainsi que l'arc, dans ce mouvement de rotation autour d'un rayon passant par son pôle, peut décrire une demi-sphère complète.

Quant à la direction dans laquelle est situé le plan de l'arc à un moment donné, elle est indiquée par une aiguille fixée dans ce plan à la partie postérieure de son axe de rotation. Un petit cadran immobile sur lequel l'aiguille se déplace indique à chaque instant la direction méridienne correspondante.

De cette façon, on peut, s'il en est besoin, multiplier les investigations et déterminer les limites du champ visuel au besoin dans 16 ou 20 méridiens au lieu de 8, si on le désire. Mais, dans les cas les plus ordinaires, il suffira d'explorer, comme nous l'avons conseillé, le méridien horizontal, le méridien vertical et les deux méridiens intermédiaires.

Pour déterminer les scotomes, quand il en existe, on procède de la même manière que précédemment ; étant donné un méridien, on avance le curseur en partant de la périphérie jusqu'à ce que l'objet soit vu; on continue à le faire glisser vers le centre jusqu'à ce qu'il semble disparaître ; à ce moment on entre dans une lacune du champ visuel; l'objet étant encore poussé plus loin, on sort de la lacune, et l'objet redevient visible; on a ainsi, dans le méridien, exploré les deux bords du scotome; on recommence l'opération dans un méridien voisin, puis dans un autre s'il y a lieu, et l'on détermine ainsi une série de points que l'on relie les uns aux autres par un trait continu donnant la forme, la situation et les limites du scotome.

Il ne faut pas oublier à ce propos que l'œil normal présente toujours un scotome dans le champ visuel; ce scotome constitue la *tache aveugle* de Mariotte; il correspond au *punctum cœcum* de la rétine, c'est-à-dire à la papille du nerf optique. On sait que le nerf optique, après son entrée dans l'œil, présente une dépression de forme ovale sur laquelle il n'y a point de rétine; la rétine seule est sensible, et la papille du nerf optique, bien que contenant une infinité de fibres nerveuses, n'est pas excitable par la lumière. Cela se traduit par une lacune dans le champ visuel, lacune dont il faut bien connaître la place pour ne pas tomber dans l'erreur et ne pas croire à un scotome pathologique. On rencontre la tache aveugle dans le méridien horizontal (ou plutôt légèrement au-dessous) et du côté externe du champ visuel; en effet, le nerf optique pénètre dans l'œil sur son méridien horizontal et du côté interne. Son centre correspond ordinairement au quinzième degré; elle peut embrasser 4 ou 5°; du reste la papille est un peu plus grande ou un peu plus petite, suivant que l'œil est lui-même trop grand ou trop petit. La tache aveugle peut devenir plus large dans certains cas d'œdème et d'inflammation de la papille optique. Elle a été indiquée sur le dessin du champ visuel de mon œil gauche (fig. 3).

Cette figure montre encore que le champ visuel a normalement une forme ovale, à grand diamètre en dehors et un peu en bas. Le point de fixation, la fovea, n'occupe pas le centre de cette figure; elle est située en dedans de cette partie centrale, qui peut être assez bien représentée par la papille optique. Cela concorde avec ce fait que nous voyons, à droite, surtout avec la partie interne de la rétine de l'œil droit, et à gauche avec la partie interne de la rétine de l'œil gauche. Les parties externes de nos rétines (internes dans le champ visuel) nous servent peu, et sont aussi moins étendues que les moitiés internes.

Ne quittons pas ce chapitre sans dire que le périmètre est un instrument indispensable, dont nous aurons encore plusieurs fois à nous servir dans la suite de cette étude.

VII

Dans tout ce qui précède, il a été question des limites de l'espace visible, et non pas de la vision en tant que fonction physiologique; nous avons supposé, ce qui nous était permis, que la partie sensible de l'œil, la rétine, formait la paroi hémisphérique d'une chambre noire dans laquelle nous avons simplement indiqué à peu près le point de croisement des rayons directs venus des objets extérieurs; nous avons donc laissé de côté, pour cette étude préliminaire, la considération des milieux transparents et réfringents qui sont situés devant la rétine; de fait, nous n'avions pas besoin de les faire intervenir. Il nous faut entrer maintenant dans l'examen de la fonction visuelle et des différents éléments dont elle se compose. Nous sommes en mesure d'explorer n'importe quel point de la rétine et de localiser nettement le point sur lequel portera le résultat de notre examen. On se contente souvent d'explorer la vision centrale ou directe, et cela suffit dans bien des cas; cependant nous verrons que s'il y a certains examens, comme celui de l'acuité visuelle, qui ne peuvent porter que sur la vision directe, il en est d'autres, au contraire, qui doivent porter aussi sur la vision périphérique. Il nous suffit pour le moment d'indiquer ce point de vue, qui sera légitimé par la suite.

Le fait le plus général, le fait essentiel, fondamental de la vision, est la sensibilité de l'œil pour la lumière, ce que j'ai appelé la ***sensibilité lumineuse.*** Ce fait, qu'on n'avait pas encore songé à étudier isolément et à dégager des autres éléments qui le compliquent, est d'une grande importance, et son étude est désormais facile [1].

La sensation de lumière, voilà le fait brut, constant, qui est au fond de tout acte de l'appareil visuel; c'est l'élément de la vision. Quand la vision nette disparaît, qu'il n'y a plus de perception des formes, la sensibilité lumineuse persiste encore; quand la perception des couleurs est altérée, diminuée ou détruite, la sensibilité lumineuse conserve son intégrité. Si elle disparaît, il n'y a plus aucun acte visuel.

Et cette sensibilité lumineuse est facilement

1. Le lecteur désireux d'étudier cette question plus à fond pourra se reporter surtout aux deux travaux suivants de l'auteur : 1° *De la vision avec les diverses parties de la rétine* (*Archives de physiologie*, 1877); 2° *Le sens de la lumière et le sens des couleurs* (*Archives d'ophthalmologie*, n° 1, et *Association française pour l'avancement des sciences*, Reims, 1880).

analysable; elle peut très bien être isolée de la perception des formes ou de celle des couleurs. On croyait naguère que toutes les sensations de lumière résultaient de la production simultanée de plusieurs sensations de couleurs, de telle sorte que la sensation de couleur eût été l'élément primitif et fondamental de la vision, tandis que la sensation de lumière n'eût été qu'élément secondaire ou plutôt qu'un acte complexe. On disait : Il y a trois couleurs simples, ou plutôt trois sensations chromatiques, celle du rouge, celle du vert et celle du violet; la sensation de lumière blanche résulte de la simultanéité de ces trois sensations.

La clinique avait protesté inconsciemment contre cette théorie; on a observé des faits non douteux d'achromatopsie totale, affection dans laquelle le sujet perçoit nettement les objets avec leur forme, leur éclairement, toutes les nuances variées entre le clair et l'obscur, mais sans avoir la notion de leur couleur; le monde est vu par ces malades comme dans une photographie. Que devient dans ces cas la théorie du blanc résultant du mélange des trois sensations de couleur? Or ces faits, je le répète, ne sont pas à récuser; ils ont été observés par des savants tels que MM. Javal, Landolt, Hugo Magnus : bien d'autres encore en ont vu; j'ai pour ma part été témoin d'un de ces cas, que j'ai contribué à étudier.

Voici un fait bien plus frappant : un jeune homme a un œil normal d'un côté, percevant bien la lumière, les couleurs et les formes; son autre œil a un champ visuel d'étendue normale et une vision nette; mais il ne perçoit les couleurs que dans une moitié de ce champ visuel, l'autre moitié, limitée par une ligne droite, étant totalement achromatope. Il a de ce côté une hémiopie portant uniquement sur la vision des couleurs. J'ai pris moi-même, chez M. Landolt, le champ visuel de ce malade.

Après ces faits, qui prouvent nettement qu'il faut séparer ces deux actes, perception des couleurs et perception de la lumière, on ne niera pas l'importance de l'examen de cette dernière fonction.

Une étude physiologique minutieuse de la sensation de lumière m'a prouvé qu'elle est, je le répète, au fond de tout acte visuel. Une couleur simple quelconque produit dans certaines conditions, et avant toute notion de couleur, une sensation lumineuse[1]. La sensation de lumière a ses conditions particulières de production, ses variations propres; la sensation de couleur en a d'autres.

Mais il suffit d'avoir appelé l'attention sur ces

1. Le rouge *spectral* même, quoi qu'on en ait dit, ne fait pas exception, surtout après un repos de quelques minutes dans l'obscurité.

points pour qu'on n'en néglige pas l'étude; nous en verrons, chemin faisant, l'importance et l'application.

VIII

Nous avons donc, avant tout, à déterminer la sensibilité lumineuse de l'œil. Quelle méthode prendrons-nous?

La méthode la plus simple, celle qui se présente naturellement à l'esprit, c'est celle dont on se sert en physiologie pour étudier l'excitabilité de tous les appareils susceptibles de réaction. Veut-on apprécier l'excitabilité d'un muscle, on l'excitera avec une intensité suffisant tout juste à le faire contracter; s'agit-il de déterminer l'excitabilité d'un nerf moteur, on lui appliquera le plus faible courant électrique qui puisse le faire agir sur le muscle. Pour la sensibilité, c'est la même chose: on appréciera, par exemple, l'état de l'audition en déterminant le son le plus faible qui puisse être entendu par le sujet, et ainsi de suite. Plus l'excitant suffisant aura été faible, plus la sensibilité sera grande.

Nous dirons donc de même, pour la sensibilité lumineuse, qu'elle sera d'autant plus grande qu'il faudra moins de clarté pour produire dans l'œil une sensation; en d'autres termes, la sensibilité lumineuse est en raison inverse de la plus faible intensité lumineuse qui puisse la mettre en œuvre.

Le but est donc de présenter à l'œil dans un milieu obscur un objet que l'on puisse éclairer aussi peu et autant qu'il est nécessaire pour impressionner l'œil.

Là encore, nous laisserons de côté toute considération relative aux milieux réfringents, cornée, cristallin, etc., qui produisent sur la rétine l'image des objets extérieurs. Nous savons qu'à l'état normal ces images sont nettes; mais, dans le cas où elles sont assez grandes et uniformément éclairées, il n'est pas besoin qu'elles soient nettes pour avoir le même éclairement, et un œil myope ou un œil hypermétrope (ou même astigmate) peuvent être soumis à l'expérience sans tenir compte de leur état de réfraction.

Si l'on se servait, comme objet lumineux, d'une très petite surface, d'un simple point pour ainsi dire, les yeux amétropes, c'est-à-dire à réfraction mauvaise, le verraient comme un cercle de diffusion plus ou moins étendu, et par cela même moins éclairé que pour un œil normal ; mais, en présentant à un œil quelconque une surface assez étendue et de clarté uniforme, les cercles de diffusion que pourraient former les divers points de cette surface se fusionnent les uns dans les autres, et la clarté moyenne de l'objet ne varie pas, quel que soit le degré de la myopie ou de l'hypermétropie.

Maintenant, étant donné le principe de la méthode que nous employons, voici l'appareil qui nous sert. Nous pouvons l'appeler appareil graduateur de la lumière [1].

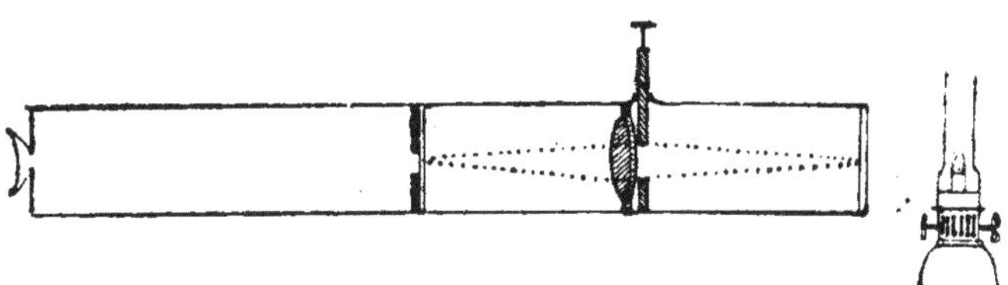

Fig. 5. — Coupe schématique de l'appareil de l'auteur.

L'œil est placé à l'extrémité antérieure d'une boîte obscure; un oculaire en forme de coquille sert à le recevoir et à intercepter toute lumière extérieure. Vis-à-vis de l'œil, à l'autre extrémité de cette boîte, c'est-à-dire à environ 20 centimètres, est une paroi en verre dépoli recouvert d'un écran opaque au milieu duquel est découpée une surface carrée de 1 centimètre de côté. C'est ce carré qu'il s'agit d'éclairer à un degré juste suffisant pour qu'il impressionne l'œil.

1. J'ai présenté et décrit le premier modèle de cet appareil à la Société de biologie, le 17 février 1877. Ce point est utile à signaler, parce qu'on a utilisé depuis le même principe et la même disposition, sans indication de source, dans des photomètres de construction récente.

A notre boîte obscure est adaptée une seconde boîte analogue, dont la paroi antérieure est formée par le verre dépoli qui est devant l'œil; la paroi postérieure de cette seconde boîte est formée par un autre verre dépoli qui peut être éclairé du dehors par une lumière quelconque. Au milieu de la boîte est une cloison transversale supportant une lentille convergente; cette lentille est choisie de telle façon qu'elle produise sur le verre dépoli antérieur l'image du verre dépoli postérieur (fig. 5).

Les choses étant ainsi, quand l'œil regarde dans l'instrument, et qu'on place par derrière ce dernier une lumière quelconque, il voit devant lui un carré assez uniformément éclairé. Si maintenant on interpose devant la lentille un écran opaque qui peut empiéter plus ou moins sur celle-ci, que se produira-t-il? Le carré deviendra non pas moins net, mais moins éclairé; et il sera d'autant moins éclairé que l'écran empiétera davantage sur la surface de la lentille et laissera à celle-ci une surface libre moins étendue. Si l'écran recouvre la moitié de la lentille, le carré sera moitié moins éclairé; s'il en recouvre les 9/10, la surface libre de la lentille ne sera plus que de 1/10 de ce qu'elle était d'abord, et l'éclairement du carré sera 1/10 de l'éclairement primitif.

Le diaphragme dont nous nous servons pour placer devant la lentille est formé de deux lames que l'on peut faire glisser l'une sur l'autre simultanément de la même quantité, par l'intermédiaire d'une vis extérieure à l'instrument; chacune de ces lames porte une échancrure de la forme d'un angle droit; quand les lames sont adaptées l'une à l'autre, les deux échancrures forment un carré dont la surface varie suivant

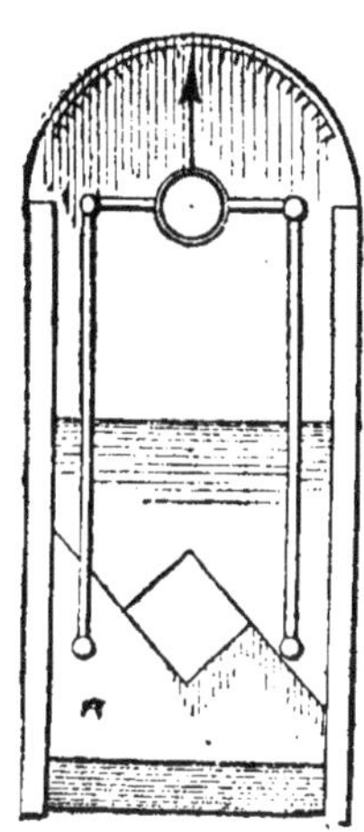

Fig. 6. — Diaphragme de l'appareil graduateur.

l'écart des lames, mais dont le centre de figure est constamment en regard du centre optique de la lentille. La figure 6 donne une idée de ce diaphragme. Sur ce dernier, on peut lire extérieurement une graduation qui indique à chaque instant en millimètres la longueur du côté du carré qu'interceptent entre elles les deux échancrures. Le carré de ce nombre donne en millimètres carrés l'étendue de la lentille qui est accessible aux rayons lumineux.

Supposons qui nous nous servions comme source lumineuse d'une lampe d'intensité constante, que nous prendrons comme type. Si le diaphragme laisse passer les rayons lumineux sur une surface de 1 millimètre carré, nous dirons que l'objet situé devant l'œil a un éclairement d'une unité ; si nous écartons les deux lames du diaphragme de manière que la surface libre de la lentille soit de 4 ou 10 millimètres carrés, l'éclairement de ce même objet sera quatre ou dix fois plus grand que précédemment, c'est-à-dire de quatre ou de dix unités. Or, s'il faut éclairer l'objet d'une unité pour impressionner un œil normal, et qu'il faille un éclairement de quatre ou de dix unités pour impressionner un autre œil, nous dirons que la sensibilité lumineuse de ce dernier est quatre ou dix fois plus faible que celle du premier[1].

La question capitale dans cet examen est d'avoir une source lumineuse, sinon absolument con-

1. Dans toutes mes expériences à l'aide de cet appareil, j'ai adapté à sa face postérieure un second graduateur semblable au premier, c'est-à-dire composé, comme dans la figure 5, de deux verres dépolis formant les foyers conjugués d'une lentille convexe munie d'un diaphragme à ouverture variable ; ce second graduateur est destiné à régler l'intensité de la lumière employée par le premier, à la diffuser uniformément, et surtout à pouvoir la rendre comme cela est souvent nécessaire, aussi faible que possible. Cette disposition a été indiquee dans une communication à l'Académie des sciences, le 27 mai 1878 :

stante, ce qui n'est pas actuellement possible, au moins comparable à elle-même pendant toute la durée d'une expérience. L'idéal serait d'avoir une unité de lumière facile à retrouver et à reproduire d'un examen à l'autre. Malheureusement, il n'y faut pas songer pour le moment. Il nous suffira que l'intensité de la source dont nous ferons usage ne varie pas sensiblement pendant une demi-heure ou une heure, par exemple. Or la lampe à huile système Carcel remplit parfaitement cette condition. Il faut la préférer ordinairement même à la lumière d'un ciel sans nuages; la lumière de la lampe Carcel n'est pas tout à fait blanche, il est vrai; mais c'est un inconvénient moins que minime, toutes les couleurs agissant sur la sensibilité lumineuse. On pourra se servir de la lumière du jour faute de mieux, mais seulement à la condition que le ciel soit et reste très pur et que l'examen soit aussi court que possible.

elle est encore mentionnée dans une autre note du 10 février 1879. C'est donc à tort qu'elle a été décrite comme une *addition originale à mon appareil dans un chromoptomètre* construit récemment et basé en grande partie sur les données précédentes. Je me hâte de dire que M. Gaiffe, de Nancy, construit mon appareil avec un double graduateur; seulement, pour raccourcir sa longueur, la boîte postérieure destinée à régler la lumière incidente, n'est plus pourvue d'une lentille, mais simplement d'un diaphragme médian portant une série de trous plus ou moins larges.

IX

La condition de constance de l'éclairage une fois remplie, on peut procéder à l'examen de la sensibilité lumineuse.

Le médecin applique son œil à l'instrument, tandis que l'autre œil est fermé et recouvert de la main ou d'un bandeau. L'œil ouvert se trouve au milieu de l'obscurité complète. L'opérateur tourne la vis supérieure du diaphragme, ce qui fait écarter en même temps les deux lames de ce dernier; il se produit sur la lentille une surface libre, d'abord très petite, puis de plus en plus grande. L'œil aperçoit à un moment donné une vague lumière uniformément répartie devant lui sur le carré qui ferme la boîte obscure. Dès que le médecin perçoit cette impression de lumière, il s'arrête et lit sur la graduation du diaphragme un nombre de millimètres qui, élevé au carré, représente l'éclairement de l'objet perçu.

Ce nombre caractérise la sensibilité lumineuse de l'œil du médecin au moment de l'expérience.

Il faut alors recommencer l'opération sur l'œil du sujet à examiner, et on obtient un nouveau chiffre caractérisant à ce moment la sensibilité lumineuse du patient.

Je suppose que le médecin ait eu besoin de 2 millimètres carrés pour rendre l'objet visible, et qu'il en faille 4 au malade, faudra-t-il nécessairement conclure que celui-ci a une sensibilité lumineuse inférieure à la normale? Non pas nécessairement, et nous arrivons à un point très important à considérer, qui domine toute la question de la sensibilité lumineuse.

La sensibilité lumineuse varie pour le même œil dans de très larges limites suivant l'éclairage ambiant auquel cet œil était adapté au moment de l'expérience.

Tout le monde sait qu'en passant d'un lieu sombre au grand jour, nous sommes éblouis tout d'abord; puis cette impression se calme, la vision devient peu à peu plus nette, l'œil s'*adapte* en un mot. Cette adaptation tient certainement à une modification spéciale de la rétine et non pas seulement à la contraction de la pupille qui vient intercepter une grande partie des rayons lumineux.

L'adaptation a lieu en sens inverse, quand, venant du dehors, nous entrons dans une chambre obscure; au premier instant, nous ne voyons rien, puis l'œil s'habitue, se façonne à cette obscurité, et au bout de quelques minutes nous distinguons la plupart des détails des objets; mais il faut bien cinq ou dix minutes pour que cette adaptation soit complète.

J'ai étudié avec quelques détails cette adaptation de l'œil à l'éclairage ambiant, et j'ai vu que la fonction sur laquelle porte cette modification est la sensibilité lumineuse; quant à la sensibilité aux couleurs et à la distinction des formes, par exemple, elles ne sont pas modifiées par un séjour prolongé dans l'obscurité.

Il y a une grande importance à connaître ces faits, car le même œil qui a à un moment donné une sensibilité lumineuse déterminée peut avoir, après un séjour dans un milieu plus obscur, une sensibilité lumineuse dix, vingt ou quarante fois plus considérable, c'est-à-dire qu'il sera impressionné par une clarté dix, vingt ou quarante fois moindre que la première fois.

Comment donc avec ces deux causes de variations, variation de la source lumineuse, qu'on ne peut comparer d'un examen à l'autre, et variation de l'adaptation, trouver un terme de comparaison pour notre examen ?

Nous serons obligés de prendre comme terme de comparaison l'œil même du médecin, c'est-à-dire que dans tout examen le médecin devra explorer à la fois sa sensibilité propre et celle du malade ; de plus, l'exploration devra être faite *dans les mêmes conditions d'adaptation*, c'est-à-dire que malade et médecin devront avoir séjourné déjà depuis quatre à cinq minutes dans la salle où se fera l'examen, et qu'ils devront même avant celui-ci tenir leurs yeux dirigés vers les mêmes objets.

On fera donc de préférence l'examen dans une salle obscure, éclairée seulement par la lampe de l'instrument, lampe qui, nous l'avons vu, est suffisamment constante même pendant une longue séance. Après quatre ou cinq minutes de séjour dans cette salle, le médecin déterminera sa sensibilité lumineuse, qu'il notera, et, aussitôt après, celle du malade ou de l'individu quelconque à examiner. S'il faut pour ce dernier quatre fois plus de lumière que pour lui, il sera alors rigoureusement vrai que la sensibilité lumineuse du malade est quatre fois plus faible que la sienne.

Voilà des règles très simples en somme, et qui donneront dans tous les cas des renseignements importants et suffisamment précis sur l'état général de l'œil examiné. Nous considérons cet examen comme fondamental et ayant une valeur au moins égale à celle de la détermination du champ visuel. Rien ne peut le remplacer, et surtout point la détermination de l'acuité visuelle, à l'aide des tables typographiques ou autrement; cette dernière répond à une fonction plus complexe de l'appareil visuel, et de plus elle est toujours subordonnée à l'état de réfraction de l'œil. Or les vices de réfraction sont nombreux, ce sont la myopie, l'hypermétropie, l'astigmatisme régulier myopique ou hypermétropique, l'astigmatisme irrégulier ; ces états sont faciles à comprendre, mais nous devons dire qu'il est beaucoup moins aisé de les évaluer avec exactitude et de les corriger rigoureusement ; c'est souvent l'affaire du spécialiste, qui peut y passer des heures, comme l'exigent les plus légers cas d'astigmatisme ; le médecin n'a pas le temps de se débarrasser de toutes les causes d'erreur accessoires dans la détermination de l'acuité visuelle, comme on la pratique ordinairement, tandis que quelques minutes suffisent pour le renseigner sur l'état de la sensibilité lumineuse, et cela sans avoir besoin de corriger les défauts de réfraction de l'œil examiné.

La méthode proposée a un défaut : c'est qu'on ne peut pas se servir pour tous les examens d'une source lumineuse toujours la même, et qu'on ne peut procéder que par comparaison entre deux ou plusieurs yeux déterminés ; mais cette nécessité subsistera longtemps encore, tant que le problème de l'unité de lumière n'aura pas été résolu. La difficulté est la même pour l'examen de toutes les fonctions visuelles, et nous la retrouverons encore plus loin.

Nous devons maintenant nous demander s'il y

a urgence à explorer les diverses parties de la rétine sous le rapport de leur sensibilité lumineuse. Voici ce qu'on peut dire à ce sujet :

Nous avons exploré, M. Landolt et moi, dans l'état normal, toute l'étendue du méridien horizontal de la rétine, et nous avons trouvé *partout* la même sensibilité lumineuse, sauf pour la fovea centralis, où elle est très légèrement plus faible qu'ailleurs; la différence, au reste, est tellement minime qu'on peut en clinique dire que la rétine est partout également impressionnable par la lumière.

Mais il reste à savoir si la sensibilité lumineuse ne pourrait pas être affectée localement dans certains cas, sans que toute l'étendue de la rétine le fût en même temps et au même degré. La chose est possible et même probable; il n'est pas démontré actuellement qu'elle ait lieu. En tout cas, nous avons par l'exploration du champ visuel à l'aide du périmètre un renseignement suffisant sur l'état général de la rétine. Pour savoir si la sensibilité lumineuse a diminué ou non à la périphérie du champ visuel, on prendra les limites de ce dernier, en premier lieu avec un objet blanc, et ensuite avec un objet gris de même étendue; si les limites sont les mêmes, la sensibilité lumineuse n'a pas varié; si elles sont plus restreintes dans le second cas que dans le premier, il y a lieu de déterminer avec notre appareil graduateur le degré d'affaiblissement qu'aura subi la sensibilité lumineuse à la périphérie.

X

Il y a maintenant une fonction de l'appareil visuel qui mérite toute notre attention. Indépendante, comme la dernière, de l'état de réfraction des milieux optiques, elle peut être le sujet d'un examen assez simple, n'exigeant pas d'autre appareil que les deux précédents, et en même temps fécond en renseignements physiologiques et cliniques. Il s'agit de la perception des couleurs, qu'on peut appeler, ainsi que nous l'avons proposé, *sensibilité chromatique*.

La sensibilité chromatique est une fonction plus complexe que la précédente. Il faut, pour la mettre en jeu, une élaboration spéciale des données fournies en premier lieu par la sensibilité lumineuse.

Cette élaboration spéciale est facile à montrer.

Eclairons notre appareil graduateur avec une couleur simple, une couleur spectrale par exemple, et, appliquant notre œil à l'instrument, écartons très lentement les deux lames de notre diaphragme, ce qui revient à éclairer de plus en plus à partir de zéro le carré situé devant l'œil. Il arrivera un moment où l'éclairement de cet objet, bien que très faible, suffira pour impressionner notre œil; mais nous n'aurons alors *aucune notion de la couleur présentée*, nous ignorerons même que c'est une couleur; nous aurons seulement l'impression d'une lumière diffuse. Plus tard, en augmentant l'éclairement du double, du triple et davantage suivant les circonstances, nous commencerons à dire : Ce n'est pas blanc, c'est une couleur indécise; plus tard encore, c'est-à-dire pour un éclairement plus intense, nous reconnaîtrons la couleur, verte, bleue, jaune, rouge, suivant les cas.

Ainsi la quantité de lumière nécessaire et suffisante pour mettre en jeu la sensibilité chromatique est toujours plus grande que celle qui provoque la sensation lumineuse. De plus, cette dernière se produit avec n'importe quelle lumière, blanche ou colorée, simple ou complexe; la sensation de couleur est plus spéciale, elle dépend de la longueur d'onde de la lumière qui la produit; elle est différente pour les diverses régions du spectre solaire, et ces sensations distinctes peuvent, en se mélangeant les unes dans les autres, donner naissance à de nouvelles sensations de couleur différentes entre elles et différentes des premières.

En outre, la sensibilité chromatique n'est pas, comme la sensibilité lumineuse, soumise à l'adaptation ; que l'œil ait ou non séjourné dans la lumière ou dans l'obscurité, il faut dans les deux cas la même quantité de lumière pour provoquer la sensation de couleur spéciale.

Si donc à un moment donné il faut, pour distinguer une certaine couleur, quatre fois plus de clarté que pour produire avec cette même couleur une sensation lumineuse simple, il faudra, après un séjour suffisant dans l'obscurité, une lumière quarante, quatre-vingt ou cent fois plus intense.

Autre fait : on pourra avec le même éclairement minimum provoquer à l'aide d'une couleur quelconque une sensation lumineuse partout la même dans toute l'étendue du champ visuel, jusqu'à ses limites extrêmes, tandis que la sensation de couleur exigera, en allant du centre à la périphérie, des intensités de plus en plus considérables, si bien que les zones extrêmes ont pu paraître achromatopes, c'est-à-dire insensibles aux couleurs. En réalité, la périphérie de la rétine perçoit les couleurs, mais seulement si elles sont extrêmement intenses (Landolt).

Enfin ces deux ordres de sensations, les sensations lumineuses et les sensations chromatiques, peuvent coexister simultanément et se mélanger dans des proportions diverses qui déterminent le ***degré de saturation*** d'une couleur donnée (une couleur est dite saturée quand elle est aussi simple et aussi pure que possible). Or on peut changer la saturation d'un objet coloré extérieur, en faisant simplement séjourner l'œil cinq ou dix minutes dans l'obscurité; la sensation de lumière blanche augmente alors d'intensité, la sensation de couleur ne varie pas, et les couleurs les plus pures nous semblent alors fortement blanchâtres.

Quelles autres preuves, indépendamment des faits pathologiques cités plus haut, faut-il apporter pour montrer la distinction qui existe entre ces deux fonctions élémentaires, la sensibilité lumineuse et la sensibilité chromatique? Nous avons précédemment appris à étudier la première, nous devons maintenant apprendre à déterminer la seconde.

La sensibilité chromatique est, du reste, d'autant plus importante à connaître pour le médecin, qu'elle est très souvent affectée à des degrés divers par des affections générales, et surtout par des affections des centres nerveux encéphaliques. On connaît, pour prendre un ou deux exemples, les troubles de la sensibilité chromatique qui existent dans l'alcoolisme, dans le saturnisme, dans l'intoxication par le tabac, etc.; j'ai observé récemment à la clinique de M. le professeur Bernheim, dans deux cas de diabète, les seuls que j'aie examinés à ce point de vue, un affaiblissement de la perception du bleu; ces cas se multiplieraient rapidement si les médecins songeaient à pratiquer l'examen de la vision des couleurs; on verra que cela est facile, grâce à la méthode que je propose. Quant aux troubles chromatiques dépendant d'une lésion cérébrale, ils sont extrêmement nombreux; il y a là une mine vraiment féconde. D'après Nuel, à peu près tous les processus intra-crâniens peuvent se compliquer de dyschromatopsie. Il est du reste très probable que la perception des couleurs est surtout un phénomène cérébral, bien qu'ayant son point de départ dans la rétine; comme tel, il relève de la physiologie et de la pathologie du système nerveux [1]. Le médecin doit donc savoir explorer la sensibilité chromatique, et pour cela il lui faut une méthode assez simple et qui puisse lui inspirer confiance.

XI

Les méthodes indiquées pour l'exploration de la sensibilité chromatique sont très nombreuses et généralement compliquées ; elles ont à peu près toutes un défaut commun : c'est qu'elles ont été imaginées en partant d'idées préconçues, et surtout qu'elles ne s'appliquent qu'à des troubles

1. Voir la fin de mon travail : *De la vision avec les diverses parties de la rétine* (*Archives de physiologie*, novembre 1877).

bien accusés de cette fonction, c'est-à-dire qu'à des cas extrêmes, tels que la cécité pour une ou plusieurs couleurs; or ce sont surtout les cas de début qui intéressent le médecin, et de plus ce dernier n'a pas à se débattre pour ou contre Helmholtz; peu lui importe qu'il existe telle ou telle théorie plus ou moins séduisante; ce qu'il demande et ce qu'il lui faut, c'est un moyen d'apprécier sûrement et assez rapidement l'état de la perception des couleurs.

Or combien avons-nous de sensations chromatiques bien distinctes? Quatre couleurs simples nous paraissent très nettement définies et difficiles à faire rentrer les unes dans les autres ; ce sont : le rouge, le jaune, le vert et le bleu. Les autres nuances sont bien manifestement des mélanges de deux de ces sensations ou davantage, soit entre elles, soit avec la sensation de blanc. Nous devrons donc déterminer pour un œil donné la sensibilité de cet œil pour chacune de ces quatre couleurs.

Quelle source lumineuse prendrons-nous pour produire ces couleurs? On songera tout d'abord au spectre solaire ; mais combien de médecins, combien même de laboratoires cliniques ont une installation appropriée : héliostat, porte-lumière, prisme de verre, lentille à large surface, chambre noire assez vaste, orientation convenable? Il faut rejeter ce moyen. Disons-le de suite, il suffit de se servir d'une lampe d'intensité suffisante et assez constante (condition que ne remplit pas le spectre solaire), lampe Carcel comme dans le chapitre précédent. On placera devant cette lampe des verres colorés.

Les verres colorés agissent en absorbant certains rayons spectraux et en laissant passer les autres; les rayons qui passent sont presque toujours nombreux et divers; il ne faut donc pas songer à obtenir de couleurs absolument pures; cela est possible pour le rouge; cela est plus difficile, quoique possible encore, pour le vert; pour le bleu, on y arrive en superposant deux verres bleus, l'un coloré au cuivre, l'autre coloré au cobalt; pour le jaune, il n'y faut pas songer.

Mais je prie le lecteur de se reporter à mes expériences sur la perception des couleurs simples plus ou moins mélangées de blanc (Académie des sciences, 10 février 1879). J'ai démontré que si à une couleur pure, comme le rouge, on ajoute une proportion plus ou moins grande de lumière blanche, il faut toujours la même quantité de rouge pour distinguer cette couleur; or la couleur qui arrive à l'œil est bien différente comme composition physique, suivant qu'elle est pure ou mélangée de blanc; dans ce dernier cas, elle contient, outre les rayons rouges primitifs, des rayons orangés, jaunes, verts, bleus, violets et même de nouveaux rayons rouges; mais tous ces rayons surajoutés se groupent physiologiquement deux à deux en couleurs complémentaires qui se neutralisent comme couleurs et n'agissent plus que sur la sensibilité lumineuse.

Il est donc indifférent, dans l'examen de la perception des couleurs, de présenter à l'œil des couleurs pures ou des couleurs mélangées de blanc; il suffira que les couleurs employées soient franches, franchement rouges, franchement jaunes, franchement vertes ou franchement bleues, et qu'il n'existe pas dans le spectre de cette couleur, si elle n'est pas pure, de raie d'absorption sensible.

Il va sans dire que l'on ne pourra pas comparer l'examen fait à l'aide de verres déterminés, avec un examen fait au moyen de verres différents ; cela importe peu, si nous rapportons toujours la sensibilité de l'œil du malade à celle du médecin pour la même couleur et au même moment.

Le médecin devra donc se procurer quatre verres correspondant aux couleurs indiquées plus haut, aussi franches que possible. A l'aide de ces verres et de notre appareil graduateur muni de sa chambre obscure, il pourra aisément déterminer pour son œil combien il lui faut de rouge, de vert, de jaune et de bleu pour reconnaître chacune de ces couleurs, et il fera ensuite la même détermination sur l'œil qu'il veut examiner. Le rapport entre ces deux quantités de lumière lui donnera pour chaque couleur l'état de la sensibilité du malade comparée à la sienne propre.

Peu importe que le médecin ait ou n'ait pas une sensibilité chromatique absolument supérieure, il lui suffira de l'avoir à peu près normale. Si son client a une sensibilité supérieure à la sienne, il dira simplement : la sensibilité chromatique de M. X.... pour telle ou telle couleur est une fois, deux fois plus grande que la mienne, et voilà tout. Il aura constaté un fait, et c'est là, je pense, le point important.

C'est ici le cas de dire qu'il n'y a pas, à proprement parler, de cas normaux; il peut y avoir entre deux yeux considérés comme normaux des différences très grandes, et cela est surtout vrai pour la perception des couleurs; tout ce qu'on peut dire, c'est qu'au-dessous d'un certain minimum de sensibilité il faut chercher une cause pathologique.

Le médecin procédera donc comme pour l'examen de la sensibilité lumineuse. Il introduira dans une coulisse située à la partie postérieure de l'appareil graduateur un verre bleu par exemple; une lampe Carcel sera placée par derrière à une distance convenable ; puis, adaptant son œil à l'entrée de la chambre noire antérieure, il tournera lentement la vis qui fait écarter les deux lames du diaphragme et qui découvre progressivement la surface de la lentille, jusqu'à ce qu'il ait distingué la couleur en question ; il notera alors la surface libre de la lentille, surface carrée dont le côté est indiqué en millimètres sur la partie extérieure du diaphragme. Il fera ensuite la même détermination sur l'œil de son client, et le rapport entre les deux surfaces trouvées indiquera l'état de la sensibilité de cet œil pour le bleu, par rapport à celle du médecin.

Il recommencera successivement pour le jaune, le vert, le rouge cette double détermination, et possédera alors tous les éléments d'appréciation nécessaires.

Il dira par exemple : Il a fallu à l'œil examiné deux fois plus de rouge, trois fois plus de jaune, etc., que pour mon œil. Donc la sensibilité chromatique du sujet est deux fois, trois fois plus petite que la mienne pour telle ou telle couleur.

En somme, la sensibilité chromatique varie peu pour un œil donné, et surtout elle est indépendante de l'état d'adaptation de l'œil à l'éclairage ambiant, ce qui facilite beaucoup l'examen.

Faut-il présenter les couleurs au sujet sans le prévenir par avance de leur nature ? Ou bien, au contraire, doit-il savoir avant chaque détermination s'il aura affaire à du rouge, du bleu ou du jaune ? Je pense qu'il vaut mieux choisir cette dernière manière d'opérer.

J'ai observé sur moi-même que les nombres qui expriment la sensibilité de l'œil pour une même couleur diffèrent dans certaines limites quand on répète à plusieurs reprises cette détermination avec des verres mis au hasard par l'opérateur sans en prévenir le sujet examiné.

Au contraire, quand on répète plusieurs fois de suite l'opération avec une couleur connue d'avance, on obtient des chiffres à peu près constants. Il y a évidemment dans la première méthode un travail supplémentaire imposé au cerveau, qui cherche à deviner la couleur aussi vite que possible et qui souvent l'indique à faux bien avant qu'elle n'ait été réellement distinguée.

On voit que la méthode que nous proposons repose sur des bases solides et vraiment physiologiques. Elle est appelée, croyons-nous, à rendre de grands services aux médecins, qui ont un intérêt sérieux à se rendre compte d'une façon précise de l'état de la sensibilité chromatique, fonction très souvent altérée.

XII

Il faut remarquer que la méthode précédente ne peut guère servir en clinique qu'à étudier la

sensibilité chromatique de la fovea, c'est-à-dire dans la vision directe. Or nous devons nous demander, comme pour la sensibilité lumineuse, s'il y a urgence à explorer sous ce rapport les différents points de la rétine. Pour répondre à cette question, nous allons examiner ce que devient la sensibilité chromatique dans la vision indirecte.

Mais d'abord pourquoi, à propos de la perception des couleurs, n'avons-nous pas cité de chiffres? L'œil est-il plus sensible au rouge qu'au bleu, au jaune qu'au vert? Il n'y a qu'une réponse à faire; elle pourra contrarier certaines personnes, faire taxer l'auteur d'ignorance, mais la vérité est que nous n'en savons rien. Nous n'avons pas de mesure absolue de la force vive des radiations lumineuses, et par conséquent *pas de comparaison possible* entre l'intensité des divers rayons, rouges, jaunes, bleus ou verts, que nous employons.

On ne peut faire que des mesures *relatives*, apprécier par exemple la sensibilité d'un œil par rapport à un autre pour chaque couleur, ou comparer la sensibilité de la fovea avec celle des autres parties de la rétine.

Que devient donc la sensibilité chromatique quand on examine des points de plus en plus éloignés du centre? Nous avons étudié cette question avec M. Landolt, et voici comment on peut résumer les résultats obtenus.

En règle générale, plus on s'éloigne de la fovea, c'est-à-dire plus la vision est indirecte, et plus la sensibilité chromatique diminue. Il n'y a d'exception que pour le bleu, que la fovea perçoit moins bien que les parties immédiatement voisines.

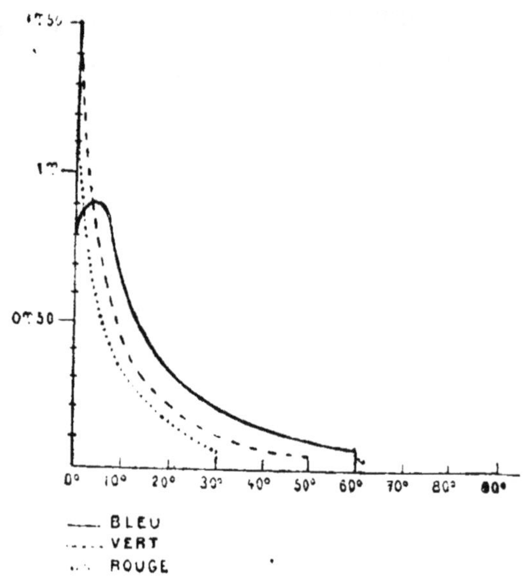

Fig. 7. — Courbe de la perception des couleurs dans la partie externe de la rétine (méridien horizontal).

Voici par exemple dans la figure 7 une courbe qui montre nettement la marche de cette diminution de sensibilité. Cette courbe répond au méridien horizontal de mon œil gauche et à la partie interne du champ visuel. Sur la ligne horizontale sont tracées des divisions correspondant à des écarts de 10 en 10 degrés de la ligne visuelle. Le zéro correspond au point de fixation. On déterminait successivement pour la vision directe et pour des écarts de 5 en 5 degrés quelle était la plus grande distance à laquelle mon œil reconnaissait la couleur de petits carrés de papier colorés sur fond noir; ces carrés avaient 2 millimètres de côté; l'expérience a été faite avec du bleu, du vert et du rouge. On a élevé à partir de la ligne horizontale, en regard de chaque point exploré, une ligne verticale ayant une hauteur proportionnelle à la distance obtenue pour chaque couleur. L'échelle de ces hauteurs est indiquée sur la ligne verticale tracée par le zéro. Les extrémités de ces lignes ont été réunies par une ligne continue, et on a obtenu ainsi les trois courbes de la figure ci-jointe.

Ces courbes donnent une idée suffisante de la décroissance de la sensibilité chromatique. Par cinq méthodes différentes, nous avons obtenu des courbes analogues.

On voit ainsi que la décroissance de la sensibilité chromatique depuis la fovea jusqu'à la périphérie est rapide et continue. On voit de plus que, pour le bleu seulement, la fovea est moins sensible que les points voisins, puisque le carré bleu était reconnu par mon œil, dans l'expérience que résume la figure, à 0 m. 81 dans la vision directe, et à 0 m. 91 quand je fixais à 5° en dedans.

La sensibilité chromatique se comporte donc tout autrement que la sensibilité lumineuse ; celle-ci reste fixe dans toute l'étendue de la rétine ; la vision des couleurs diminue considérablement du centre à la périphérie.

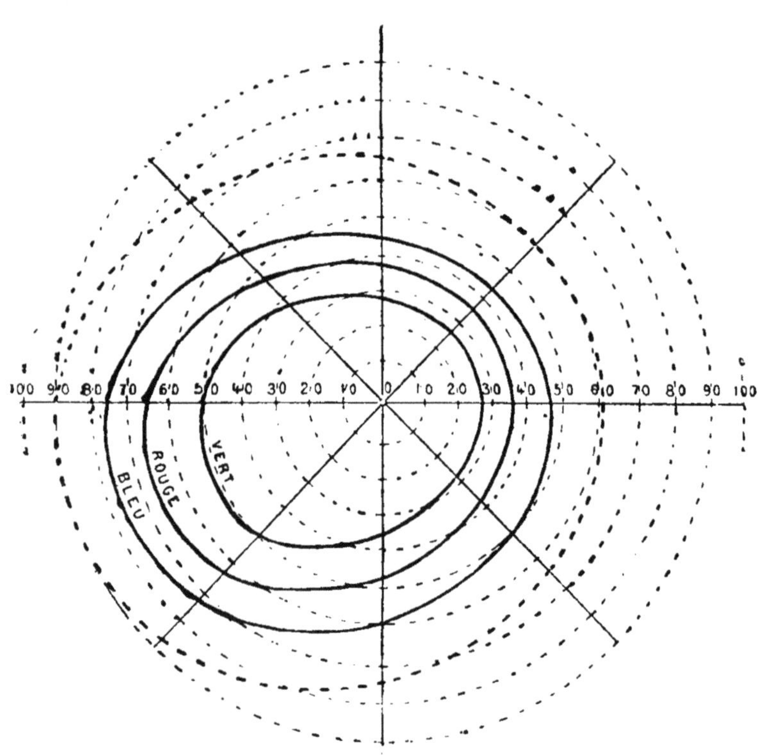

Fig. 8. — Champ visuel des couleurs pour mon œil gauche.
--- Champ visuel général.

De ce fait découle une conséquence importante pour nous : c'est que, si nous plaçons l'œil au centre du périmètre en fixant le point zéro et que nous fassions marcher sur l'arc de cet instrument des carrés de papier colorés d'assez petite surface (1 centimètre ou 1 centimètre 1/2 de côté), nous ne pourrons pas les percevoir dans toute l'étendue du champ visuel; ces carrés se trouvant partout à la même distance de l'œil, il arrivera une limite périphérique à partir de laquelle leur couleur ne sera plus perçue (ils feront seulement l'impression de gris ou de blanc), parce que, pour être reconnus, ils devraient être en ce point plus rapprochés de l'œil. De là une certaine possibilité d'apprécier la sensibilité chromatique d'après les limites de perception de papiers colorés dans le champ visuel.

La figure 8 montre, par exemple, les limites entre lesquelles mon œil gauche a distingué, dans une expérience, la couleur de papiers carrés de 20 millimètres de côté; l'expérience a porté sur trois couleurs, bleu, vert, rouge; on voit que le bleu a donné le champ visuel le plus étendu, puis vient le rouge et enfin le vert.

Les limites trouvées dans ces conditions sont, comme on le comprend bien, très variables.

Elles varient d'abord avec la surface de l'objet coloré présenté à l'œil. Il n'est pas besoin d'insister sur ce point.

Elles varient en second lieu avec la nature de l'objet coloré. S'il est difficile de se procurer des couleurs pures par transmission à travers des verres colorés, cela est impossible pour des couleurs pigmentaires, qui contiennent toutes une notable proportion de lumière blanche. De plus, très peu de ces couleurs sont franches. En dernier lieu, il est difficile de trouver des papiers ou des tissus colorés à surface mate : généralement, leur surface réfléchit plus ou moins fortement la lumière, de sorte que, suivant les conditions multiples dans lesquelles on peut faire l'examen, la nature de leur nuance varie beaucoup. Quand on s'est procuré des objets colorés répondant à ces trois conditions, étendue uniforme, couleur franche, surface mate, on obtient les résultats suivants :

1° Les limites du champ visuel où les couleurs sont perçues sont toujours moins étendues que les limites du champ visuel général. Cela ne veut pas dire que le reste de la rétine soit insensible aux couleurs, cela signifie simplement qu'avec un éclairage moyen, les couleurs pigmentaires présentées à l'œil ne sont pas assez intenses pour y exciter la sensation chromatique.

2° Dans l'état normal, les limites du champ visuel de chaque couleur sont concentriques à celles du champ visuel général.

3° Toutes les couleurs font l'impression d'objets éclairés (plus ou moins grisâtres) jusqu'aux limites extrêmes du champ visuel. C'est là un fait qu'il nous était facile de prévoir, étant donnée la constance de la sensation lumineuse sur toute l'étendue de la rétine; on sait, en effet, que toutes les couleurs donnent lieu à cette sorte de sensation.

4° Les limites de perception du bleu sont les plus étendues, puis viennent celles du jaune, et ensuite, à peu près sur la même ligne, celles du rouge et celles du vert; ordinairement, et en particulier pour mon œil, le rouge est perçu plus loin que le vert. Le violet est perçu d'abord comme bleu vers les limites du bleu, puis comme violet, seulement en dedans des limites des autres couleurs. Les nuances plus ou moins variables de toutes les couleurs peuvent donner lieu à des confusions analogues avant d'être nettement reconnues.

5° L'étendue des champs visuels des diverses couleurs varie suivant l'éclairage ambiant; ces limites sont moins étendues quand l'éclairage diminue. Cela est facile à concevoir, mais il faut bien se pénétrer de ce fait pour pouvoir apprécier à l'aide du périmètre l'état de la vision des couleurs. La perception du bleu est peu influencée par les variations de la clarté du jour, celle du vert un peu plus; celle du rouge varie sensiblement suivant l'éclairage.

6° Il y a du reste pour les limites de chaque

couleur des variations individuelles nombreuses, et il faut être très réservé dans l'affirmation d'un état pathologique quand le champ visuel des couleurs pris à la clarté d'un jour moyen avec des carrés de 2 centimètres de côté se compose de courbes concentriques aux limites générales et dépassant en dehors 70° pour le bleu, 55° pour le rouge et 45° pour le vert, la même proportion étant gardée dans les autres sens.

On voit qu'en somme il ne faut pas attribuer aux champs visuels des couleurs une valeur exagérée; ils indiquent ordinairement assez bien l'état général de la sensibilité chromatique, mais ne remplacent pas absolument les données de l'examen fait à l'aide de l'appareil graduateur, et leurs indications ne peuvent en aucun cas avoir la même portée.

C'est surtout dans cette exploration qu'il ne faut pas négliger de rechercher la présence et l'étendue des scotomes ou lacunes du champ visuel. Ces lacunes peuvent porter et portent souvent sur la vision centrale, et il faut bien savoir qu'elles peuvent dans ce cas surtout n'affecter que la perception d'une seule couleur. Ainsi le scotome pour le rouge dans l'alcoolisme, signe facile à méconnaître, a une importance diagnostique considérable.

La détermination du champ visuel des couleurs

est principalement utile à pratiquer pour les cas où il existerait une différence manifeste entre l'étendue du territoire rétinien impressionnable par la lumière et celle du territoire sensible aux couleurs. On sait en effet, et ce point de vue est trop important pour que nous n'y insistions pas une fois de plus, que la sensibilité chromatique peut être affectée d'une manière indépendante, et il est, cela est notre conviction, nombre de cas où cette indépendance peut se constater avec la plus grande évidence et sans beaucoup de peine : il suffit de chercher dans cette voie.

Quant aux considérations pathologiques nombreuses et intéressantes auxquelles prêterait l'étude de la sensibilité chromatique, ce n'est pas ici le lieu de les exposer, notre objet étant exclusivement la technique de l'exploration des fonctions visuelles. Que le lecteur se console de cette lacune, car, en ce qui concerne surtout la vision des couleurs, il en apprendra beaucoup plus par l'étude directe et sérieuse des faits qui lui tomberont entre les mains que par n'importe quelle lecture.

XIII

Nous avons étudié jusqu'à présent la sensibilité de l'appareil visuel dans ce qu'elle a de plus général. Il nous reste maintenant, pour compléter ce que nous avons à dire de l'œil isolé, à parler de la *vision proprement dite*, c'est-à-dire de la propriété que possède l'œil de distinguer les formes des objets. Cette nouvelle fonction est plus complexe que les précédentes, en ce qu'elle exige l'intervention non seulement de la rétine et des centres nerveux, mais encore des milieux dioptriques de l'œil.

Nous savons que la rétine n'est pas directement impressionnée par les objets lumineux, mais seulement par les images que forment sur elle les rayons venant de ces objets. Or plus ces images sont nettes, plus la vision est facilitée. Si les différents points de ces images empiètent les uns sur les autres, en d'autres termes si les images sont diffuses, la vision s'exerce dans des conditions défavorables, et on sera tenté d'attribuer à un défaut d'acuité visuelle ce qui peut ne dépendre que d'une mauvaise disposition ou conformation des parties antérieures de l'œil servant à la concentration des rayons lumineux sur la rétine.

Pour mieux préciser, supposons un malade qui se présente à nous avec une affection quelconque, et supposons que nous ayons intérêt à examiner l'état de la vision. Nous lui demandons s'il voit bien, et, pour contrôler sa réponse, nous lui mettons par exemple un livre entre les mains en le priant de lire à la plus grande distance possible. Or le malade ne voit que de très près et lit difficilement. Quelle conclusion pouvons-nous tirer de ce fait? Dirons-nous que son acuité visuelle est mauvaise? Cela ne nous est pas permis tout d'abord, car l'acuité visuelle est une fonction de l'appareil rétinien, et, en disant qu'elle est mauvaise, nous préjugeons un état que nous ne connaissons pas encore. La rétine et ses centres visuels peuvent fonctionner d'une manière parfaite, et l'insuffisance de sa vision peut tenir, comme cela a lieu le plus souvent, à un vice de réfraction de ses milieux transparents. Ce vice de réfraction ne nous intéresse guère, nous médecins, qui renvoyons volontiers ces cas à un spécialiste; mais nous tenons à connaître l'état de son appareil nerveux visuel et à savoir si, son vice de réfraction étant corrigé, son acuité visuelle est normale ou non.

Mais d'abord nous devons nous rendre compte de ce qu'est l'acuité visuelle en général, et savoir comment elle prend naissance. Pour en avoir une idée, nous allons pour le moment faire encore abstraction des parties transparentes qui se trouvent devant la rétine et considérer seulement cette membrane avec des images lumineuses toutes formées sur elle. Ces images lumineuses, reproduisant exactement, comme on sait, les formes et les contours des objets, avec les divers degrés d'éclairement de leurs surfaces, avec toutes les nuances qui existent entre le clair et l'obscur, peuvent se décomposer en une foule de points voisins les uns des autres et plus ou moins lumineux. Pour que la vision soit parfaite, elle doit pouvoir distinguer les uns des autres tous les points différents dont se compose l'image lumineuse. Mais souvent deux points très voisins sont confondus ensemble, ou bien parce qu'ils sont trop rapprochés l'un de l'autre, ou bien parce que leur clarté n'est pas assez différente. Dans ce cas, la vision n'est pas aussi nette que lorsque les deux points sont distingués l'un de l'autre.

Prenons par exemple un dessin quelconque, et portons sur lui notre regard. Pour une certaine distance, nous en percevons admirablement tous les détails. Si nous éloignons le dessin, et nous savons qu'alors son image rétinienne diminue, nous observons que les mêmes détails qui auparavant étaient si nets nous paraissent confondus jusqu'à un certain point les uns dans les autres; nous ne voyons alors qu'un certain ensemble plus ou moins bien marqué. Eloignons encore notre dessin, il viendra un moment où ses contours ne nous frapperont plus; nous verrons encore certaines masses sombres ou claires plus ou moins voisines, mais la délicatesse de notre vision nous paraîtra avoir encore diminué, et l'on pourrait constater une diminution encore plus grande en éloignant de nouveau notre dessin.

Cela veut dire que nous sommes incapables de distinguer l'un de l'autre plusieurs points sombres ou lumineux trop voisins les uns des autres, ou trop semblables par leur clarté. En éloignant l'objet dont nous percevons l'image rétinienne, nous diminuons les dimensions de cette image, et il vient un moment où deux points auparavant distincts sont trop rapprochés l'un de l'autre pour fournir deux impressions; il ne se produit alors qu'une seule impression, et ainsi de suite.

La recherche du degré de netteté de la vision, de ce qu'on appelle l'acuité visuelle, revient donc à ceci : déterminer quel est le plus petit écartement pouvant exister entre deux points lumineux *sur la rétine* pour que ces deux points soient distingués l'un de l'autre.

Remarquons toutefois qu'il y a un autre élément dans la question : c'est la différence qui existe entre la clarté de ces points et celle du fond sur lequel ils sont placés. Si l'éclairement de ces points diffère très peu de celui du fond, quel que soit leur écartement, ils ne seront pas distingués. Il y a donc une question préalable à poser : Quelle est la plus petite différence d'éclairement pouvant exister entre deux surfaces contiguës pour que ces deux surfaces puissent être distinguées l'une de l'autre?

XIV

Cette détermination nous serait très utile à faire en clinique; malheureusement, il n'existe pas encore d'appareil simple et pratique pouvant nous servir. Nous verrons plus tard comment nous pourrons tourner la difficulté. Pour le moment, il nous suffira d'indiquer les résultats obtenus dans cette voie par les expérimentateurs.

J'ai proposé le nom de *sensibilité différentielle* pour cette fonction particulière de la vision, par laquelle nous distinguons l'une de l'autre deux surfaces voisines d'après leur éclairement relatif.

Or il y a un premier fait à noter : c'est que l'éclairement relatif de deux surfaces lumineuses ne nous paraît pas changer si l'éclairage général augmente ou diminue. Donc, nous ne distinguons pas deux surfaces lumineuses d'après la *différence* qui existe entre leurs éclairements, mais d'après le *rapport* de ces deux éclairements.

Si, par exemple, de deux surfaces lumineuses contiguës, l'une nous paraît avoir une clarté inférieure de moitié à celle de la voisine, ce rapport ne changera pas pour nous, quelle que soit l'intensité absolue de la source lumineuse qui les éclaire.

C'est là le fait qu'exprime la loi psycho-physique de Fechner, loi qui se résume à ceci : nous ne percevons pas de différences, nous ne percevons que des *rapports*.

Or quel est le rapport le plus faible qui puisse exister entre l'éclairement de deux surfaces voisines pour que ces deux surfaces soient encore distinguées l'une de l'autre ?

On peut dire qu'en moyenne ce rapport est de 1/100; il peut être un peu plus élevé ou un peu plus faible suivant les individus et suivant les méthodes d'expérience ; mais en général il ne s'éloigne pas beaucoup du chiffre précédent.

Donc, pour que deux surfaces voisines puissent être distinguées l'une de l'autre, il est nécessaire que l'une d'elles soit de 1/100 au moins plus éclairée ou moins éclairée que sa voisine.

C'est là ce qui se passe dans les conditions ordinaires d'éclairage et pour la vision directe. Mais, si l'on examine des points de plus en plus éloignés du centre de la rétine, de la fovea, on trouve, ainsi que je l'ai montré, que le rapport précédent augmente de plus en plus, en d'autres termes, que *la sensibilité différentielle diminue graduellement du centre à la périphérie de la rétine*, en suivant une marche continue analogue à celle de la perception des couleurs [1].

De plus, cette valeur de la sensibilité différentielle ne se conserve que pour des surfaces assez grandes, ou plutôt pour des images rétiniennes assez étendues. Quand les deux images rétiniennes voisines deviennent assez petites pour pouvoir être contenues dans l'étendue de la fovea (180 millièmes de millimètre de diamètre), elles doivent avoir une grande différence de clarté pour être distinguées l'une de l'autre, et elles doivent être d'autant plus différentes qu'elles sont plus petites. J'ai vu ainsi s'accroître le rapport précédent jusqu'à 60 centièmes, c'est-à-dire la sensibilité différentielle être soixante fois moindre que dans les premières conditions d'expérience.

Tous ces faits nous donnent évidemment un enseignement précieux : c'est que pour déterminer l'acuité visuelle, c'est-à-dire le minimum d'écartement que doivent avoir deux points lumineux pour être distingués l'un de l'autre, il faut donner à ces points lumineux une clarté assez grande et les placer sur un fond aussi sombre que possible. De cette manière, l'écartement des deux points restera peut-être la seule condition qui puisse influer sur leur *visibilité*.

1. Voir mon travail intitulé *Remarques sur la sensibilité différentielle de l'œil* (*Archives d'ophtalmologie*, n° 2, 1881).

On voit combien, dans la détermination de l'acuité visuelle, il est important de se débarrasser de cette cause d'erreur qui consiste dans une différence insuffisante de clarté entre les objets à distinguer et le fond sur lequel ils sont placés. Nous verrons plus loin comment on obtient ce résultat.

XV

Maintenant que nous connaissons toute l'influence que peut avoir l'éclairage relatif de différents points lumineux sur leur visibilité, c'est-à-dire sur la facilité avec laquelle l'œil les distingue, il nous faut entrer plus avant dans la question et examiner tout d'abord comment nous pouvons apprécier la grandeur des images que forment sur la rétine les objets situés devant l'œil. En effet, nous le répétons, l'œil ne perçoit pas ces objets, mais leurs images rétiniennes.

La rétine, on le sait, est située au fond de l'œil, et les rayons lumineux, pour arriver jusqu'à elle, ont à traverser plusieurs milieux transparents et réfringents dont le rôle physiologique est de concentrer sur la rétine les rayons partis d'un même point extérieur. Ces milieux réfringents forment donc dans leur ensemble un système dioptrique convergent au foyer duquel est précisément située la rétine.

Ce système dioptrique est fort compliqué; il comprend d'abord en avant la cornée transparente, membrane de courbure à peu près sphérique et à faces parallèles; derrière la cornée vient un espace occupé par l'humeur aqueuse, liquide dont la réfringence est comparable à celle de l'eau; puis le cristallin, avec ses deux faces à courbure sphérique, ses secteurs multiples, ses couches concentriques, fortement réfringentes, et d'autant plus réfringentes qu'elles sont plus centrales; enfin, derrière le cristallin, se trouve un dernier milieu moins réfringent, l'humeur vitrée (voir fig. 1). On comprend qu'un tel ensemble ait dû occuper pendant longtemps les physiciens et les physiologistes, et la difficulté de cette étude rend bien compte de la phase purement physique qu'a dû traverser tout d'abord l'ophthalmologie. Aujourd'hui, grâce aux beaux travaux des Helmholtz et des Donders, complétés chez nous par ceux de Giraud-Teulon, Javal, Landolt, cette phase peut être considérée comme achevée, et l'on connaît assez bien la dioptrique de l'œil pour aborder avec fruit l'étude physiologique de l'appareil visuel.

Donders surtout a simplifié ces questions, en montrant qu'on peut remplacer le système dioptrique si compliqué de l'œil humain par un système beaucoup plus simple sur lequel pourront s'appliquer avec justesse tous les calculs.

On peut considérer l'œil au point de vue dioptrique comme formé d'un seul milieu ayant la même réfringence que l'eau distillée, et séparé de l'extérieur par une surface convexe en avant, ayant un rayon de courbure de 5 millimètres. La longueur totale de l'œil sera alors 20 millimètres. Ce système constitue l'*œil réduit* de Donders. Nous allons voir combien il est facile, avec cette réduction, de calculer la grandeur de l'image d'un objet donné.

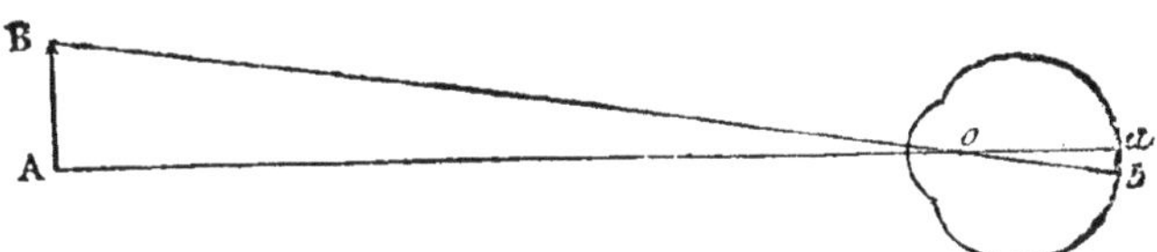

Fig. 9. — Formation normale de l'image rétinienne.

La figure 9 nous montre l'œil réduit avec sa forme analogue à celle de l'œil normal, et sa longueur de 20 millimètres. Le centre de courbure de la cornée est en *o* à 5 millimètres derrière elle. Ce point est le centre optique du système, c'est-à-dire que les rayons lumineux qui se dirigent sur *o* ne sont pas déviés et continuent dans l'œil leur chemin en ligne droite.

Devant cet œil et à une très grande distance nous supposons un objet AB. Il se forme sur la rétine une image *ab* de cet objet. Quelle est la dimension de cette image?

Considérons les deux points extrêmes de l'objet AB. Le point B envoie des rayons lumineux dans toutes les directions. Parmi ces rayons, il en est qui rencontrent l'œil et qui se réfractent de manière à se concentrer au point *b* sur la rétine. Parmi les rayons émis par le point B, il en est un qui n'est pas dévié dans son passage à travers l'œil : c'est celui qui se dirige vers le centre optique, vers le point *o*. L'image rétinienne du point B se trouvera donc à la rencontre du rayon B*o* et de la rétine. Même raisonnement pour le point A, de de sorte qu'on arrive à déterminer très simplement l'image *ab* en menant des deux points extrêmes de l'objet des rayons rectilignes passant par le centre optique. Quant à la grandeur de *ab*, elle est évidemment inverse de l'éloignement de l'objet intérieur. En effet, le rapport de *ab* à AB, de l'image à l'objet, est égal au rapport de *oa* à *o*A. Or *oa* est égal à 15 millimètres, c'est-à-dire à la différence entre la longueur de l'œil (20 millimètres) et le rayon de courbure de la cornée (5 millimètres). Supposons que l'objet AB ait 20 millimètres de longueur et qu'il soit à 6 mètres (ou 6000 millimètres) devant l'œil, on a :

$$\frac{ab}{AB} = \frac{oa}{oA},$$

c'est-à-dire

$$\frac{ab}{20} = \frac{15}{6000},$$

d'où

$$ab = \frac{15 \times 20}{6000} = 0^{mm},05.$$

Dans les conditions précédentes, l'image rétinienne a donc 5 centièmes de millimètre.

Si l'objet vu par l'œil se fût trouvé à 12 mètres au lieu de 6, il est évident que la longueur de son image n'eût été que la moitié de la précédente, c'est-à-dire seulement 25 millièmes de millimètre.

Ces dimensions correspondent à peu de chose près à celle des images fournies par l'œil normal; elles sont seulement trop petites de 1/10, comme l'a montré M. Hirschberg; on voit que la correction est facile.

La grandeur d'une image rétinienne se trouve donc par un simple calcul de proportion. On multiplie simplement 15 millimètres (distance du centre optique à la rétine) par le rapport du diamètre de l'objet à sa distance de l'œil.

Voilà pour l'œil normal; encore avons-nous supposé que les objets regardés par cet œil étaient situés à une grande distance, et qu'ainsi l'accommodation n'avait pas besoin d'entrer en jeu.

On sait en effet que, lorsque les objets se rapprochent de l'œil, ils cessent de former exactement foyer sur la rétine; l'œil n'est plus adapté, à moins que, par une action spéciale du muscle ciliaire, son cristallin ne devienne plus convexe, de manière à augmenter la force réfringente du système. C'est cette action du muscle ciliaire, cette augmentation de la réfringence de l'œil, que l'on désigne sous le nom d'*accommodation*. Quand l'œil veut voir des objets rapprochés, il doit donc s'accommoder pour la distance de ces objets. Or, dans notre œil réduit, nous n'avons pas de cristallin, pas de muscle ciliaire. Comment réaliserons-nous l'accommodation? En effet, si nous nous privons de cet acte, la rétine de notre œil réduit ne se trouvera plus exactement au foyer des objets rapprochés.

Nous suppléerons à l'absence de l'accommodation par l'augmentation de la courbure de la cornée, c'est-à-dire que son rayon diminuera, et par conséquent le centre optique de l'œil avancera légèrement vers la cornée, de sorte que la distance du centre optique à la rétine sera un peu plus grande que 15 millimètres.

Mais, réellement, cet avancement du centre optique modifie-t-il beaucoup l'exactitude de la loi que nous avons établie précédemment, à savoir : que le diamètre de l'image rétinienne est en raison inverse de l'éloignement de l'objet lumineux?

Il est facile de calculer que, pour s'accommoder

à une distance de 1 mètre, le rayon de la cornée doit diminuer de 8 centièmes de millimètre, c'est-à-dire des 5 millièmes de sa valeur initiale. Si nous supposions le centre optique immobile et restant toujours à 5 millimètres derrière la cornée, nous commettrions donc dans l'évaluation de la grandeur de l'image rétinienne une erreur de 5/1000 [1].

Cette erreur deviendrait égale à 1/100 pour une distance de 36 centimètres seulement.

On peut donc parfaitement la négliger, et supposer le centre optique de l'œil situé à 5 millimètres derrière la cornée, à 15 millimètres devant la rétine, quelle que soit la distance de l'objet à l'œil (à condition de ne pas le rapprocher de plus d'une trentaine de centimètres).

Il est ainsi très simple de calculer les dimensions de l'image rétinienne d'un objet donné, pour un œil normal, et cela sans entrer dans des considérations multiples et parfaitement inutiles. Règle générale, pour l'œil réduit d'une longueur de 20 millimètres, l'image rétinienne d'un objet est égale à 15 millimètres multipliés par la gran-

1. La formule que donne la valeur du rayon de la cornée de l'œil réduit pour une accommodation de cet œil à une distance p est la suivante :

$$r = \frac{5p}{15 + p}.$$

r et p sont exprimés en *millimètres*.

deur de l'objet et divisés par sa distance à l'œil.

L'œil réduit donnant, comme nous l'avons vu, des images trop petites de 1/10, on peut, pour avoir la dimension des images réellement produites dans l'œil humain normal, multiplier le résultat précédent par 1,1, ou plus simplement prendre comme point de départ dans le calcul, 16 mil. 1/2 au lieu de 15. Voici donc une formule générale pour ce calcul. Appelons L la grandeur de l'objet, D sa distance à l'œil; l'image formée par cet objet sur la rétine aura, comme grandeur, en millimètres ou fractions de millimètres :

$$16{,}5 \times \frac{D}{L}.$$

Il est bien entendu que L et D devront être exprimés en mêmes unités, soit en mètres, soit en centimètres, soit plutôt, pour ne pas se tromper, en millimètres.

On voit clairement que, pour un même objet, la grandeur de son image rétinienne sera inverse de la distance de cet objet à l'œil. On peut donc présenter à l'œil des images de différentes grandeurs simplement en éloignant ou en rapprochant de lui un même objet [1].

1. M. Landolt a fait construire, d'après les données de Donders, un *œil artificiel* avec lequel on peut étudier expérimentalement ces questions.

XVI

Si l'on n'avait affaire qu'à des yeux normaux au point de vue optique (emmétropes, comme on les appelle), la détermination de l'acuité visuelle serait bien simple. Malheureusement, il n'en est pas toujours ainsi, et il intervient souvent un élément qui trouble puissamment l'exercice de la vision sans qu'on puisse dire pour cela que l'acuité visuelle est défectueuse.

L'acuité visuelle, comme nous l'avons dit, est une fonction physiologique de l'appareil visuel, fonction complexe, il est vrai, mais qui a surtout pour organe la rétine. La réfraction de l'œil peut être mauvaise, troubler fortement la vision; cela ne veut pas dire que la rétine fonctionne mal, que l'acuité visuelle soit mauvaise, mais qu'elle opère sur de *mauvais éléments*, qu'elle ne s'exerce que sur des images rétiniennes diffuses, ou même déformées. Donnez à la rétine des images nettes, très souvent elle fonctionnera bien. Or ce que nous voulons savoir, nous médecins, ce n'est pas s'il y a de la myopie, de l'astigmatisme régulier ou irrégulier, c'est seulement si l'appareil physiologique de la vision est dans un état normal. Nous devons donc nous appliquer à éliminer de notre appréciation des fonctions visuelles, cet élément de trouble qui consiste dans l'*amétropie*, c'est-à-dire dans une mauvaise réfraction.

A ce propos, remarquons combien on a été inconséquent dans l'examen des fonctions visuelles : la première fonction qui ait été examinée par les ophthalmologistes (non pas même dans tous les cas), c'est l'acuité visuelle. Tout le monde a vu ces échelles typographiques imaginées par Snellen et multipliées depuis par tant d'autres, qui ornent les cliniques des spécialistes. Quand on veut apprécier l'état d'un œil, la première question est celle-ci : Que voit le malade ? Or l'acuité visuelle est le phénomène le plus complexe de la vision monoculaire ; l'éclairage la trouble, et l'intervention des milieux dioptriques la rend parfois impossible.

De quelle façon peut donc intervenir l'état de la réfraction de l'œil pour troubler la vision ? Ceux qui voudraient étudier la question pourront se reporter aux excellentes leçons du Dr Landolt déjà signalées. Pour nous, nous n'avons pas à la traiter, la détermination de la réfraction étant beaucoup trop spéciale et, disons-le, trop difficile à faire d'*une façon complète*. Non pas qu'on ne puisse arriver rapidement à reconnaître *grosso modo* l'existence d'une myopie ou d'une hypermétropie un peu accentuées, ou même d'un cas assez simple d'astigmatisme régulier; mais de là à corriger exactement les états de réfraction et d'autres plus complexes, de manière à donner au malade le maximum de vision, il y a très loin, et je puis dire, en toute connaissance de cause, que la question est beaucoup moins simple qu'elle ne le paraît tout d'abord. Or il s'agit justement de corriger aussi complètement que possible l'amétropie du malade, si nous voulons déterminer son acuité visuelle réelle. Et ce qu'il nous faut, c'est non pas l'état *précis* de sa réfraction, mais l'état *précis* de son acuité visuelle. Nous allons voir comment nous pouvons arriver jusqu'à cette dernière.

Mais d'abord qu'appelle-t-on amétropie?

Est amétrope tout œil qui, sans le secours de l'accommodation, n'est pas adapté pour recevoir sur sa rétine d'images nettes des objets situés à une très grande distance (théoriquement, à l'infini).

On peut être amétrope de bien des façons :

1° Par défaut de transparence des milieux de l'œil [1], comme dans le cas de taches de la cornée, de troubles de l'humeur aqueuse, du cristallin (cataracte), du corps vitré, etc. Il est évident qu'alors la rétine reçoit des images à la fois moins nettes et moins éclairées. L'examen direct ou

1. J'étends à dessein la signification du mot amétropie à tous les cas où il y a défaut d'images nettes sur la rétine.

ophthalmoscopique de l'œil nous éclaire sur la présence et l'étendue des opacités. Dans ces cas, l'acuité visuelle vraie est à peu près impossible à déterminer. Il n'en est pas de même dans les autres cas.

2° Il peut arriver que la cornée, sans présenter d'opacité, soit irrégulièrement courbée; des kératites ont pu laisser des facettes plus ou moins nombreuses et plus ou moins étendues; dans d'autres cas, les secteurs du cristallin peuvent être très différemment courbés. Il résulte de tout cela un état appelé astigmatisme irrégulier, dans lequel il ne se forme pas d'images nettes sur la rétine, et cet état ne peut être corrigé par l'emploi d'aucun verre. Dans ces cas, comment déterminer l'acuité visuelle? La vision apparente sera toujours inférieure au véritable pouvoir visuel de la rétine. Nous verrons plus tard comment on peut alors apprécier ce dernier.

3° Enfin viennent les amétropies régulières, myopie, hypermétropie, astigmatisme régulier, amétropies qui peuvent être neutralisées par l'emploi de verres appropriés.

L'œil myope est un œil trop long pour son pouvoir réfringent, ou, ce qui revient au même, trop réfringent pour sa longueur. Mais, dans l'immense majorité des cas, la force réfringente de l'œil est la même que dans l'œil emmétrope, il n'y a réellement que la longueur de changée; l'œil myope est trop long. Il en résulte deux choses : 1° un tel œil ne voit pas au loin; 2° les images rétiniennes qu'il reçoit d'un objet donné sont plus grandes que celle que l'œil normal reçoit du même objet pour la même distance. Dans le cas de l'œil myope, l'acuité visuelle apparente est donc trop forte, si on la compare à celle de l'œil emmétrope. Mais on peut corriger la myopie à l'aide de verres concaves, et M. Landolt a prouvé que, lorsque ces verres sont placés à 13 millimètres devant l'œil (au *foyer antérieur*), les images qui se forment sur la rétine sont réduites aux mêmes dimensions que celles que reçoit l'œil emmétrope dans les mêmes conditions.

L'œil hypermétrope est un œil trop court par rapport à sa force réfringente, qui est ordinairement la même que celle de l'œil emmétrope. Cet œil ne peut former d'images nettes sur sa rétine que s'il supplée, à l'aide de son accommodation, à l'insuffisance de sa force réfringente par rapport à sa longueur. Un tel œil peut alors paraître emmétrope. Mais son accommodation, continuellement mise en jeu, se fatigue, s'épuise ; aussi l'hypermétrope devient-il bientôt presbyte. En tout cas ses images rétiniennes sont évidemment ***plus petites*** que celles de l'œil normal, et l'acuité visuelle apparente est plus faible que l'acuité réelle. On corrige l'hypermétropie par des verres convexes, et lorsque les verres qui répondent exactement au degré de l'hypermétropie sont placés comme les précédents au foyer antérieur de l'œil, à 13 millimètres devant la cornée, les images rétiniennes ont encore la même grandeur que pour l'œil emmétrope.

Un état plus complexe que les deux précédents est l'astigmatisme régulier : la cornée est plus courbée ou moins courbée dans un méridien que dans les autres; quelquefois même, plusieurs méridiens participent à la fois à cette inégalité. Les images rétiniennes sont alors plus ou moins déformées. On y remédie à l'aide de verres spéciaux, dits cylindriques. La correction de l'astigmatisme est longue et assez compliquée : M. Javal l'a facilitée considérablement par l'invention de son optomètre, qui malheureusement ne peut être à la disposition que d'un nombre bien restreint de médecins.

On voit qu'en somme tous les genres d'amétropie ont pour effet commun d'affaiblir l'acuité apparente de la vision. Pour découvrir sous ce trouble immédiat l'état réel de la faculté visuelle, qui peut être absolument intacte malgré l'amétropie la plus accentuée, il faut : 1° corriger le vice de réfraction constaté, en donnant au malade des verres convenables; 2° déterminer l'acuité visuelle en plaçant ces verres à 13 millimètres devant l'œil, afin de former sur la rétine des images de grandeurs comparables dans les différents états de la réfraction. Cette correction étant faite, on pourra alors déterminer la grandeur de l'image rétinienne répondant à un objet et à une distance donnés, d'après la méthode très simple qui a été exposée précédemment.

XVII

Il y a à ce moyen de corriger les vices de réfraction plusieurs objections à faire, en se plaçant au point de vue de la détermination de l'acuité visuelle.

1° Il est difficile de donner exactement au malade le verre convenable. L'accommodation intervient toujours dans la vision, et il est difficile, à moins d'y être très exercé, d'apprécier la part qui lui revient. Or, si vous donnez un verre trop faible, l'image rétinienne sera trop petite, et sa grandeur ne pourra pas être exactement calculée. Si le verre correcteur est trop réfringent, l'image rétinienne deviendra trop grande.

De plus, nous avons déjà insisté sur la difficulté de corriger exactement certaines vues, à moins de faire de ce sujet une étude spéciale.

2° Il y a surtout des anomalies de réfraction *qui ne peuvent être corrigées par aucun verre.* L'astigmatisme irrégulier, principalement le cristallinien, est extrêmement fréquent ; il existe normalement, à des degrés divers, dans tous les yeux, et en trouble un grand nombre d'une manière appréciable. Or on ne peut pas éliminer de parti pris tous ces cas et renoncer à déterminer l'acuité visuelle de la moitié des malades.

Il faut donc avoir un moyen, *applicable à tous les cas*, de neutraliser l'influence de la réfraction. Or il en est un que l'on peut employer avec la même facilité et la même précision dans l'emmétropie, dans la myopie, l'hypermétropie, l'astigmatisme régulier, l'astigmatisme irrégulier; il suffit en un mot, pour qu'il soit applicable, que les parties antérieures de l'œil situées sur le trajet de la ligne visuelle aient conservé leur transparence.

Ce moyen, proposé déjà par M. Giraud-Teulon, consiste simplement à placer devant l'œil un écran opaque percé seulement d'un très petit trou rond, appelé *trou sténopéique,* et à faire regarder dans tous les cas le patient par ce trou.

L'œil devient ainsi, sous certaines conditions, une sorte de chambre noire, dans laquelle le système dioptrique n'a plus qu'un effet accessoire. Quand le trou à bords très-nets et n'a qu'un diamètre de 3 ou 4 dixièmes de millimètre, les images rétiniennes sont très nettes dans tous les yeux, qu'ils soient emmétropes ou non. L'expérience peut être faite en regardant à travers ce trou en même temps qu'on recouvre l'œil d'un verre quelconque, convexe ou concave, sphérique ou cylindrique; la netteté de la vue ne sera ni augmentée ni diminuée par l'intervention du verre. C'est de plus le seul moyen de rendre la vision nette dans l'astigmatisme irrégulier.

Voilà donc un moyen de produire toujours sur la rétine des images nettes et de comparer, sur tous les yeux, le pouvoir distinctif de l'appareil rétinien. Il y a évidemment une condition préalable à remplir pour que cette comparaison soit légitime : c'est que les images rétiniennes d'un même objet soient rendues égales dans tous les yeux.

Cette condition est facile à réaliser, si l'on veut bien se souvenir de la position et de la définition du foyer antérieur de l'œil. Le foyer antérieur, situé à 15 millimètres devant l'œil réduit (à 13 millimètres de l'œil réel), est un point tel que tous les rayons qui en partent se réfractent dans l'œil parallèlement entre eux et à l'axe principal (ou, si l'on veut, à la ligne visuelle). Or, si nous faisons coïncider notre trou sténopéique avec le foyer antérieur de l'œil, il arrivera que tous les rayons qui, partant des divers points de l'objet considéré, passeront par le trou pour arriver jusqu'à l'œil, *seront parallèles les uns aux autres dans l'intérieur de ce dernier*. Arrivés à la rétine, ils formeront une image dont la largeur sera égale à l'écartement des deux rayons extrêmes; que la rétine soit en avant du foyer de l'œil, comme dans l'hypermétropie, ou en arrière, comme dans la myopie, l'image rétinienne conservera la même grandeur, puisque celle-ci est égale dans tous les

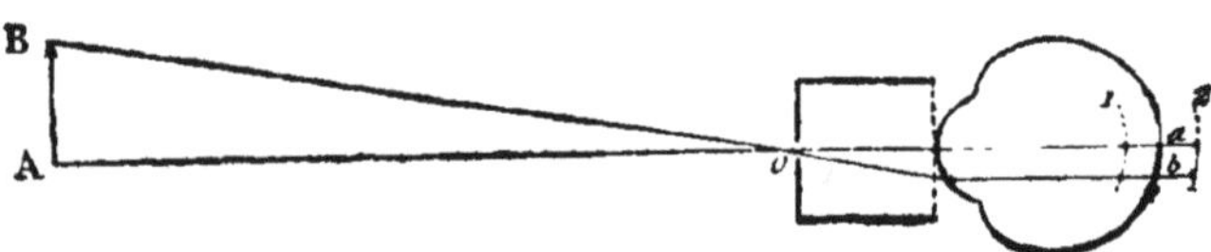

Fig. 10. — Formation de l'image rétinienne à travers un trou sténopéique, placé au foyer antérieur.

cas à l'écartement de deux rayons, *qui sont parallèles;* cet écartement est évidemment constant, et l'image rétinienne sera elle-même constante, malgré les différences de longueur que l'œil peut présenter.

On peut examiner à ce sujet la figure 10. Un objet AB est devant l'œil. Le point B émet des rayons dont l'un B*o* passe par le trou *o* placé au foyer antérieur de l'œil. Ce rayon, continuant sa route, arrive à la cornée et là se réfracte de manière à devenir parallèle à la ligne visuelle, qui passe par le trou *o* et l'autre point A de l'objet. Ces deux rayons interceptent sur la rétine de l'œil emmétrope une image *ab* dont la grandeur est égale à leur écartement. Si la rétine, au lieu d'être en *a*, se trouvait plus en avant, comme dans l'œil hypermétrope (en 1 sur la figure), l'écartement des deux rayons resterait le même. Ainsi pour le cas de l'œil myope, dont la rétine est plus reculée que celle de l'œil normal (2 sur la figure).

Donc, l'égalité des images dans tous les yeux est assurée, si l'on place le trou sténopéique à 13 millimètres devant l'œil. Pour réaliser pratiquement cette condition, on percera ce trou dans la paroi postérieure d'un petit tube ayant 13 millimètres de longueur et que l'on tiendra devant l'œil de manière que le plan formé par ses bords antérieurs rase le sommet de la cornée.

Quelle sera la dimension de l'image rétinienne ainsi formée, par rapport à celle de l'objet? On la trouvera facilement par un calcul de proportion, d'après la marche indiquée precédemment pour l'œil à nu, en faisant entrer dans le calcul, au lieu de la distance du centre optique à la rétine, la distance du trou sténopéique à la cornée, ou plus exactement au premier plan principal de l'œil humain. Cette dernière distance est égale à 15 millimètres (le premier plan principal est en effet, d'après Helmholz, à 2 millimètres derrière la cornée).

Par exemple, si l'objet a 1 millimètre de largeur, et que sa distance au ***trou sténopéique*** soit de 3 mètres (ou 3000 millimètres), la largeur de l'image rétinienne sera égale à 15/3000, ou à 5 millièmes de millimètre. Le même objet à une distance double donnerait une image rétinienne moitié moins large, ou de 2 millièmes 1/2 de millimètre. Pour une distance moitié moindre que la première, c'est-à-dire de 1 m. 50, on aurait de même une image double, c'est-à-dire de 10 millièmes de millimètre de largeur.

Un objet de 2 millimètres donnerait une image double; un objet de 3, 5, 10 millimètres donnerait une image 3, 5, 10 fois plus grande que les précédentes dans les mêmes conditions.

En résumé, pour avoir le diamètre de l'image formée sur la rétine par un objet donné, on multipliera 15 millimètres par le diamètre de l'objet et on divisera le produit par la distance de cet objet au foyer antérieur de l'œil, c'est-à-dire au trou sténopéique. Même formule que précédemment :

$$15 \times \frac{L}{D}.$$

La condition de placer le trou sténopéique au foyer antérieur est capitale à remplir, car l'image diminuerait de grandeur dans un œil myope si l'on plaçait le trou plus en avant, et augmenterait au contraire dans les mêmes conditions pour un œil hypermétrope; pour l'œil normal seulement, elle ne varierait pas [1].

La méthode que je conseille présente une particularité sur laquelle il importe maintenant d'appeler l'attention. C'est que le nombre des rayons qu'un point lumineux envoie sur la rétine est par cette méthode considérablement restreint, et par suite l'image rétinienne est beaucoup moins éclairée que sans l'intervention du trou sténopéique. Cela est évidemment un inconvénient; mais, à un autre point de vue, c'est au contraire un avantage.

L'inconvénient consiste dans l'obligation d'employer comme objet des surfaces vivement éclairées et offrant un contraste très intense entre leurs parties claires et leurs parties noires. La raison nous en est connue : c'est que l'œil distingue mal les différences de clarté d'objets très petits, et l'on se propose justement de présenter à l'œil des objets aussi petits que possible. Je renvoie à ce que j'ai dit plus haut à propos de la sensibilité différentielle; on se rappelle qu'elle est très faible dans ce cas particulier. Nous aurons à tenir sérieusement compte de ce fait, sur lequel nous

1. L'idée de placer un trou sténopéique au foyer antérieur de l'œil m'a été inspirée par l'optomètre de M. Badal, instrument d'une grande simplicité et d'une grande précision, que je regrette de ne pouvoir décrire ici.

reviendrons en parlant de l'objet qui doit nous servir à déterminer l'acuité visuelle.

Quant à l'avantage que présente la méthode proposée sous le rapport de l'éclairage, c'est le suivant. A l'état normal et quand l'œil est à nu, la clarté de l'image rétinienne est évidemment proportionnelle à celle de l'objet : on sait même que la clarté de l'image ne dépend pas de la distance de l'objet à l'œil ; en effet, quand cet objet s'éloigne, son image se rapetisse, et par conséquent les rayons lumineux qui la forment se concentrent à proportion. Mais il est un autre élément qui intervient et auquel on ne prend pas garde habituellement. La pupille peut être plus ou moins grande ; par suite, le nombre de rayons lumineux qui passent par cette ouverture pour aller former sur la rétine l'image d'un point donné peut varier en plus ou en moins. Et notons que les limites de cette variation de grandeur de la pupille et d'éclairement corrélatif de l'image rétinienne sont très étendues. Le diamètre de la pupille peut varier depuis moins de 1 millimètre jusqu'à 9 millimètres ; sa surface peut donc prendre toutes les valeurs possibles depuis 1 jusqu'à 81 millimètres carrés.

Je sais bien que chez le même individu l'écart n'est ordinairement pas tout à fait aussi grand. Cependant on sait que la pupille se rétrécit quand l'éclairage augmente, qu'elle se dilate dans le cas contraire ; on sait aussi qu'elle se rétrécit quand l'accommodation entre en jeu, et on peut dire que celle-ci agit bien souvent ; mais la pupille se rétrécit *plus ou moins* suivant que l'effort d'accommodation est plus ou moins grand. On sait encore que la pupille subit le contre-coup de toutes les excitations de la sensibilité et qu'il est impossible, à moins d'atropiniser l'œil, de l'avoir d'une grandeur constante chez un même individu pris à des moments différents, toutes les autres conditions restant les mêmes.

Que sera-ce si l'on veut comparer l'acuité visuelle chez des individus différents? L'un a ordinairement une pupille étroite; chez l'autre, elle est plutôt dilatée (c'est le cas chez les myopes) ; chez tous, elle est variable. Or l'éclairement de l'image rétinienne est *proportionnel à l'étendue de l'ouverture pupillaire*, étendue qui est elle-même proportionnelle *au carré du diamètre de la pupille*. L'éclairement de l'image d'un même objet peut donc varier depuis 1 jusqu'à 81 au moins.

Après c eque nous avons dit de l'influence de l'éclairage sur la distinction des petits objets, on comprendra qu'il soit avantageux d'éliminer cette influence de la pupille. Or c'est justement un des effets de notre méthode. L'ouverture qui donne passage aux rayons lumineux est constante, et de plus elle est inférieure aux plus petites ouvertures de la pupille. Il ne peut donc plus y avoir de cause d'erreur de ce côté.

On voit qu'en somme notre méthode du trou sténopéique présente de grands avantages :

1° Il est inutile de corriger la réfraction.

2° La méthode s'applique même aux yeux qui ne peuvent pas être corrigés par des verres quelconques.

3° Elle égalise dans tous les yeux les dimensions des images rétiniennes, condition capitale, puisque nous voyons en réalité non pas les objets, mais leurs images, dont la grandeur varie ordinairement suivant l'état de la réfraction oculaire.

4° Elle supprime une autre cause d'erreur intrinsèque à l'œil, c'est-à-dire la différence de clarté des images rétiniennes suivant l'étendue si variable de la pupille.

5° En dernier lieu enfin, elle est simple, et tout le monde peut la pratiquer sans étude préalable.

Nous avons maintenant à nous occuper de l'objet qui doit nous servir à produire dans l'œil en expérience une image rétinienne de forme appropriée au but de notre examen.

XVIII

Nous connaissons actuellement le mode de production de l'image rétinienne, les conditions qui influent sur sa formation, et nous sommes en mesure de produire des images comparables entre elles comme grandeur et comme éclairement, quel que soit l'œil qui les reçoit; nous pouvons donc déterminer avec exactitude les conditions intrinsèques de leur visibilité.

Celle-ci dépend normalement de deux ordres de conditions : d'une part, des conditions physiques des milieux servant à la réfraction; ces conditions, nous venons de les rendre constantes, nous n'avons plus à en tenir compte; d'autre part, de l'état physiologique de l'appareil nerveux visuel; c'est cet état qui nous intéresse principalement, et nous ne pouvions le dégager sans les précautions essentielles que nous venons d'exposer et qui ont nécessité un long préambule.

On peut réduire en dernière analyse cette fonction particulière que l'on étudie sous les noms d'acuité visuelle, pouvoir distinctif des objets, perception des formes, à un fait simple, la distinction de deux points. Quand on connaîtra les lois de cette distinction, on pourra évidemment les appliquer à celle d'un plus grand nombre de points, et en définitive à la vision d'un objet complexe.

Or deux points sont distingués l'un de l'autre à la condition : 1° que leur éclairement soit suffisamment différent de celui du fond ; 2° qu'ils soient suffisamment éloignés l'un de l'autre dans l'image qu'ils forment sur la rétine.

Nous avons déjà insisté sur la question de l'éclairement ; il nous reste maintenant à parler de la distance qui doit exister entre deux points d'une image rétinienne pour que l'on puisse distinguer ces deux points l'un de l'autre.

On a admis tout d'abord que deux points formant entre eux un angle visuel de moins de 1 minute, c'est-à-dire séparés l'un de l'autre dans l'image rétinienne par moins de 4 millièmes 1/2 de millimètre étaient confondus dans la même sensation. Il y aurait donc un minimum d'écartement au-dessous duquel les différents points d'une image quelconque ne pourraient être distingués les uns des autres. Ce minimum d'écartement, *minimum visible*, caractériserait ainsi le degré d'acuité de la vision. On apprécie de la même façon la délicatesse du toucher en excitant la peau avec deux pointes de compas qu'on peut rapprocher ou écarter à volonté ; dans une région déterminée, tant que ces pointes sont suffisamment écartées l'une de l'autre, elles produisent deux sensations distinctes; si on les rapproche jusqu'à une certaine limite on perçoit toujours deux pointes; une fois cette limite passée, on n'en distingue plus qu'une seule; la limite en question peut donc caractériser le degré de la sensibilité tactile. On trouve ainsi que la pulpe des doigts distingue déjà deux contacts séparés par 2,2 millimètres; la joue ne les distingue plus qu'à 11 millimètres de distance, le genou seulement à 36, la cuisse et le bras à 67 millimètres. Il y a donc des régions beaucoup plus favorisées que les autres sous le rapport de la délicatesse du toucher ou plutôt de l'aptitude à distinguer les détails de la forme des objets. Or cette aptitude tactile répond évidemment à un phénomène plus complexe que le simple contact. Elle dépend dans une large mesure de l'indépendance fonctionnelle des filets nerveux tactiles qui se distribuent à la peau. Plus il y a de filets distincts dans une même étendue cutanée, plus est grand le nombre des contacts distincts qui peuvent être perçus, plus le toucher est délicat.

La vision proprement dite est comparable au toucher, et le degré de la sensibilité visuelle peut s'apprécier de la même façon, par le nombre d'impressions distinctes qui peuvent prendre naissance, dans une même étendue de la rétine; plus est grand le nombre des filets nerveux qui se distribuent à cette partie, plus sont nombreuses les impressions différentes que ces filets nerveux pourront transporter au cerveau. On peut donc dire que l'acuité visuelle mesure le degré d'indépendance fonctionnelle que possèdent les éléments nerveux distribués à une partie déterminée de la rétine[1]. On verra du reste que l'acuité visuelle est très inégalement développée sur les différents points de cette membrane, et qu'elle est surtout élevée au centre, là où les éléments nerveux sont en plus grand nombre.

Pour la déterminer, on pourrait se servir simplement de deux points clairs sur fond noir : on placerait ces deux points d'abord très loin de l'œil, de manière que celui-ci les confondît l'un avec l'autre et n'eût que la notion d'un seul point ; puis on les rapprocherait graduellement jusqu'à la distance précise où ils commenceraient à être reconnus séparément. On sait comment on pourrait alors calculer l'écartement des images de ces deux points sur la rétine. Pour un même objet, cet écartement est inverse de la distance trouvée. Donc, plus les deux points sont reconnus loin, plus l'acuité visuelle est grande.

1. Ce point de vue, établi par M. Nuel dans son article Rétine du *Dictionnaire encyclopédique*, a été développé ensuite dans mon travail sur la *Vision avec les diverses parties de la rétine*, auquel je renvoie le lecteur (*loc. cit.*).

L'expérience a démontré que l'on peut tout aussi bien se servir, comme objets, de points noirs sur fond blanc. Mais, en général, on éprouve une certaine difficulté à bien saisir le moment où la sensation commence à se dédoubler. Il y a une période d'indécision variable avec le degré d'attention du sujet, et aussi avec certaines autres conditions mal connues. Cette indécision est plus courte si, au lieu de deux points, on en prend un plus grand nombre. De là à figurer sur du papier blanc des caractères typographiques, il n'y a qu'un pas, et c'est là qu'on s'est arrêté généralement dans le choix des formes à présenter à l'œil.

XIX

On se sert donc communément, pour déterminer l'acuité visuelle, d'échelles typographiques. On les appelle des *échelles*, parce qu'elles contiennent des caractères de plusieurs grandeurs. On a cru plus commode de faire varier, au lieu de la distance de l'objet à l'œil, la dimension de cet objet, et on a alors rassemblé des caractères d'imprimerie qui peuvent être distingués par une vue moyenne, les uns, par exemple, à 5 mètres, les autres à 10, les autres à 100, etc. Le sujet est placé devant ces caractères, à la distance de 5 mètres, correspondant, dans notre exemple, à la vision des plus petits caractères, et si, ne pouvant distinguer et lire couramment ces derniers, il ne lit que ceux qui sont vus normalement à 10 mètres, on dit que sa vision n'est que les 5/10 de la normale, et ainsi de suite.

Il y a à cette méthode des inconvénients :

1° Beaucoup d'individus ne savent pas lire. D'autres lisent mal, semblent indécis devant des caractères bien distingués, mais mal connus. Au contraire, les personnes habituées à la lecture devinent les lettres avant de les voir nettement. L'inégalité du fonctionnement cérébral intervient comme cause d'erreur puissante, et pour ma part je pense qu'on doit préférer aux échelles typographiques des objets beaucoup plus simples.

2° Il n'est pas vrai qu'il y ait une limite *normale* à la distinction des objets, et en conséquence on ne peut pas attribuer à l'acuité visuelle de valeur absolue. On ne doit pas dire : Telle vision est normale, mais simplement : La vision a telle valeur par rapport à celle-ci prise comme point de comparaison dans les mêmes conditions. Il ne faut donc pas marquer sur les caractères d'une échelle typographique 5, 10 mètres, etc., comme distances *normales*. D'abord, comme nous le verrons, il y a des acuités visuelles de beaucoup supérieures à celles admises comme normales. D'autre part surtout, une vision considérée comme normale devient insuffisante si l'éclairage diminue. Comment donc, sous prétexte qu'une personne qui distinguait hier des caractères à 5 mètres ne les lit plus aujourd'hui qu'à 3 m. 50, affirmer que sa vue n'est plus qu'une fraction de celle d'hier? Il faut avant tout s'assurer que les conditions extrinsèques de l'examen n'ont pas varié. Or l'acuité visuelle diminue avec l'éclairage et suit toutes les variations de ce dernier. Tels caractères au grand jour seront lus à 6 mètres de distance, qui dans une chambre ne seront plus distingués qu'à 4 mètres et moins.

On ne peut donc, pour l'acuité visuelle comme pour les autres fonctions précédemment étudiées, qu'obtenir des mesures *relatives*, dans l'impossibilité où l'on est d'apprécier absolument la valeur de l'éclairage et d'adopter pour l'acuité visuelle normale un type constant.

On a admis que l'acuité visuelle normale correspondait à la distinction de deux points séparés sur la rétine par une distance de 4, 5 millièmes de millimètre, et c'est cet écart minimum qu'on a pris comme unité. Or il est indiscutable qu'un grand nombre d'yeux présentent une acuité visuelle supérieure. Ce chiffre plaisait à l'esprit, parce qu'il se rapprochait du diamètre des cônes de la tache jaune ; on disait alors : Un point, pour être distingué de ses voisins, doit être séparé d'eux au moins par le diamètre d'un cône ; en d'autres termes, les cônes sont les derniers éléments récepteurs ; chacun d'eux répond à une fibre distincte du nerf optique et est susceptible de transmettre une impression isolée. Or il y a et j'ai observé des exemples non douteux dans lesquels deux points distants de 2 millièmes 1/2 de millimètre et même moins étaient encore distingués. Dans quels cas ? Surtout chez les individus exercés à regarder au loin, et dans des conditions d'éclairage favorables. Il n'y a guère de doute que, si l'on examinait à ce point de vue des individus de mœurs nomades, comme les Indiens, on trouverait des acuités visuelles encore plus grandes. Où commence l'état normal ? Il est difficile de le dire ; tout au plus peut-on savoir à peu près où il finit ; on peut admettre que cet angle visuel de 1 minute, ou l'écart de 4 millièmes 1/2 de millimètre sur la rétine, mesure précisément la limite inférieure de l'état normal ; au-dessous, la vision est insuffisante.

Mais encore faudrait-il faire l'examen dans des conditions constantes d'éclairage : or c'est là le point difficile.

L'éclairage a sur l'acuité visuelle une influence beaucoup plus grande qu'on ne l'admet communément. J'ai fait à ce sujet des expériences en déterminant l'acuité visuelle à l'éclairage d'un jour à peu près constant; en diminuant de 1/3 l'éclairage, l'acuité visuelle baissa, dans un cas, de 1 dixième 1/2; en le diminuant des deux tiers,

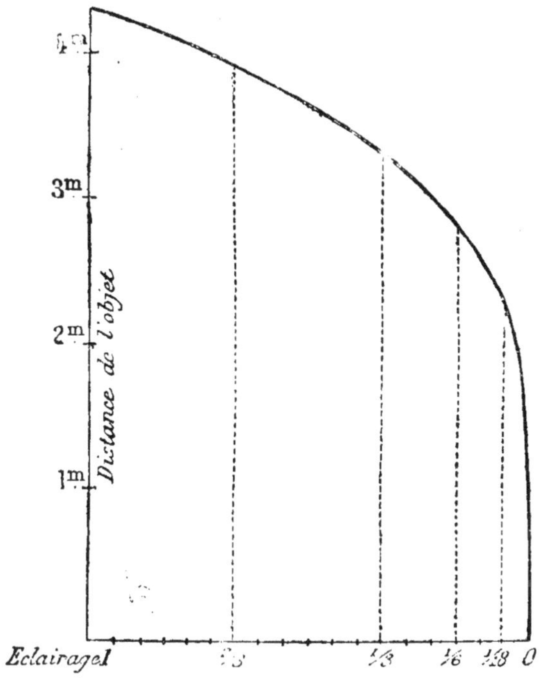

Fig. 11. — Diminution de l'acuité visuelle avec l'éclairage.

on réduisit l'acuité visuelle des 4 dixièmes de sa valeur primitive. Avec un obscurcissement plus considérable, le taux de l'affaiblissement de la vision augmentait de plus en plus; cet affaiblissement suivait une progression géométrique.

La figure 11 représente sous forme de courbe

les résultats d'une expérience analogue [1]. L'objet, semblable au damier de la figure 12 était éclairé par un lumière *constante* et assez intense. On détermina la distance à laquelle les carrés blancs et noirs étaient distingués nettement les uns des autres ; puis, en regardant à travers des disques rotatifs formés de secteurs pleins et vides d'étendue variable, on réduisit l'éclairage aux 5/6, puis aux 2/3, à la moitié, au tiers, au sixième et au dix-huitième de sa valeur initiale, en déterminant chaque fois la distance de distinction des carrés. La décroissance de l'acuité visuelle semble, dans la courbe ci-jointe, moins rapide que dans le cas précédent ; cela tient à ce que l'éclairage initial était plus considérable. Mais dans tous les cas la vision diminue en progression géométrique quand l'éclairage décroît uniformément ; pour des éclairages faibles, la diminution d'acuité visuelle est extraordinairement rapide, ainsi que le montre nettement la courbe 11.

Or les objets présentés à l'œil pour éprouver son acuité visuelle ne peuvent être le plus habituellement placés qu'au fond d'une chambre éclairée

1. J'ai communiqué à la Société des sciences de Nancy en novembre 1879 une première série d'expériences déjà anciennes et faites en prenant comme point de départ la lumière du jour. J'ai repris ces jours-ci les mêmes recherches en éclairant l'objet avec une lumière artificielle et constante. On a obtenu ainsi des courbes d'une régularité parfaite, parmi lesquelles a été prise celle que l'on reproduit ici (mai 1881).

par une, deux ou trois fenêtres. Quoi de plus variable que l'éclairement de cette chambre? Cet éclairement varie avec le nombre de fenêtres, avec l'étage de l'appartement, avec la largeur de la rue, avec la hauteur des murs situés en face de la fenêtre, avec l'exposition, avec l'état du ciel. Il est facile de concevoir que la clarté des objets d'épreuve peut varier au moins de 1 à 4, suivant ces conditions multiples. La simple variation de la clarté du jour suivant l'heure, la saison et la pureté du ciel peut seule dépasser ce chiffre.

On ne peut donc pas avoir de mesure précise si l'on se borne à savoir que le malade a vu à 5 mètres les lettres correspondant normalement à 7 m. 50. Il faut savoir dans quelles conditions il a été examiné, et si cet affaiblissement apparent de la vision n'a pas atteint en même temps d'autres yeux que ceux du malade. Cela revient en d'autres termes à comparer l'acuité visuelle du malade avec celle d'un ou de plusieurs yeux connus et normaux.

Nous donnerons donc le conseil de procéder comme pour la sensibilité lumineuse et pour la sensibilité chromatique, c'est-à-dire d'apprécier l'état de la sensibilité visuelle proprement dite en déterminant comparativement celle du malade et celle du médecin. L'acuité visuelle varie peu individuellement, quoi qu'on en ait dit; ses variations tiennent bien plutôt à des causes extrinsèques, surtout à l'éclairage. Le médecin doué d'une vision à peu près normale (je ne parle pas des vices de réfraction, que notre méthode élimine) peut donc prendre son acuité visuelle propre comme terme de comparaison, en la déterminant toujours en même temps et dans les mêmes conditions que celles du malade. Cela ne veut pas dire que sa vision devra être toujours supérieure à celle de ses clients ; il pourra trouver des acuités visuelles

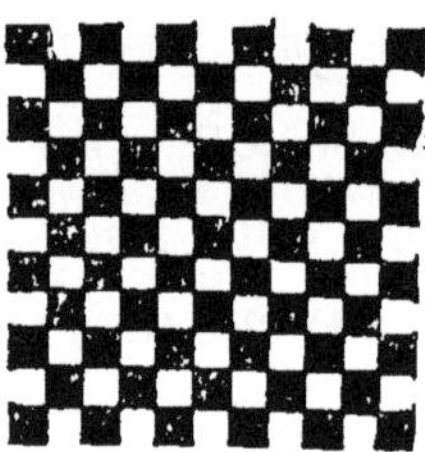

Fig. 12. — Objet pour la détermination de l'acuité visuelle.

supérieures à la sienne ; dans ces cas, il se bornera à constater le fait, et il se convaincra, s'il en est besoin, qu'un homme normal trouve toujours un plus normal que lui.

Comme objet d'épreuve, nous prendrons la disposition la plus simple. Nous avons déjà vu qu'on pouvait prendre deux points blancs sur fond noir ou noirs sur fond blanc. Mais deux points sont insuffisants pour concentrer l'attention du sujet d'une façon continue : il est préférable d'en prendre un plus grand nombre. Une disposition commode est celle du damier, formé de carrés blancs et noirs alternatifs. La figure 12 ci-dessus donne un exemple de cette disposition. Chacun des carrés a 2 millimètres de côté. On peut tout aussi bien en prendre un moins grand nombre et ne leur donner qu'un millimètre. Quand on regarde cette figure d'assez loin, on ne voit qu'une surface obscure occupant toute son étendue; si l'on rapproche la figure assez lentement ou que l'on se rapproche soi-même, il vient un moment où les points sont nettement distingués les uns des autres. La distance qui sépare l'objet de l'œil sert alors à évaluer l'acuité visuelle. Si l'on a donné 1 millimètre à chaque carré, il suffit, comme nous l'avons vu, de diviser 15 par cette distance exprimée en millimètres, pour avoir avec la même unité le diamètre de l'image de chaque carré sur la rétine. Ou bien, comme il ne s'agit que de mesures comparatives, on peut tout simplement exprimer l'acuité visuelle de chaque sujet par la distance à laquelle les points sont distingués. Plus cette distance est grande, meilleure est la vision.

Reste la question d'éclairage. Nous savons qu'en faisant regarder à travers le trou sténopéique que nous plaçons devant chaque œil, emmétrope ou non, nous diminuons par cela même d'une façon très notable l'éclairage de l'image rétinienne. Il est donc nécessaire d'augmenter, s'il est possible, dans des proportions analogues, l'éclairage de l'objet. Pour cela nous dessinerons notre damier sur un verre dépoli que nous placerons devant une lampe Carcel dans la chambre noire. Les carrés noirs seront découpés dans du papier noir et opaque et collés sur la face dépolie du verre, dans l'ordre de notre figure; les carrés blancs seront représentés par les vides existant entre les carrés noirs, et ils seront vivement éclairés par la lumière de la lampe. Ainsi le contraste des éclairements des deux ordres de carrés sur la rétine sera assez grand.

Cette disposition a encore un avantage : c'est de fournir pendant toute la durée d'une série d'examens de la vision un éclairage sensiblement constant. Avec la lumière du jour, c'est un point sur lequel il ne faut pas compter; d'une minute à l'autre, l'éclairage peut augmenter ou diminuer de moitié.

Malgré cette disposition, il ne faut pas s'attendre que les points soient distingués à la même distance qu'ils le seraient par un œil emmétrope non pourvu du trou sténopéique. L'éclairage de l'image rétinienne sera rarement aussi élevé que dans ce dernier cas, même avec l'objet très rapproché de la lampe; mais peu nous importe : nous aurons au moins des conditions extrinsèques constantes, et notre comparaison entre la vision du malade et celle du médecin sera valable dans tous les cas.

Cet abaissement de l'acuité visuelle par l'emploi du trou sténopéique nous montre d'une façon très nette la dépendance réciproque qui existe entre la sensibilité différentielle et la perception des formes. On ne peut guère isoler l'une de l'autre et mesurer l'une des deux séparément. Cela nous met en garde contre toute théorie absolue de la vision, comme serait celle d'une localisation parfaite des impressions sur la rétine. Il est difficile de dire si chaque élément nerveux porte pour sa part au cerveau une impression distincte, et il est plus probable qu'il y a une certaine irradiation de chaque impression lumineuse à un certain nombre d'éléments voisins. Les expériences de Plateau, de Hering et les nôtres [1] ne permettent pas d'admettre la localisation absolue de l'impression lumineuse sur un point isolé de la rétine, et je pense qu'on doit interpréter les phénomènes physiologiques de la perception des formes de la même manière que M. Beaunis interprète les phénomènes du toucher; la théorie de mon savant collègue me paraît rendre également bien compte des phénomènes tactiles et des phénomènes vi-

1. *Académie des sciences*, 13 et 27 décembre 1880.

suels. Je renvoie à sa *Physiologie* le lecteur désireux d'étudier de près ces intéressantes et difficiles questions[1].

En tout cas, je pense qu'il n'a pas été inutile de montrer la grande complexité d'une fonction jugée communément comme la plus simple et la plus accessible des fonctions de l'appareil visuel; la nécessité d'examiner indépendamment d'elle et avant elle les deux fonctions plus simples que je nomme sensibilité lumineuse et sensibilité chromatique; l'étroite dépendance qui unit l'une à l'autre la perception des différences d'éclairage et la distinction des détails des objets lumineux; l'impossibilité absolue de mesurer isolément la première et la seconde, et l'obligation où est le médecin de les confondre dans une exploration connexe; enfin la nécessité pour l'homme consciencieux de se mettre, dans cette exploration, à l'abri de toutes les causes d'erreur graves et multiples qui lui font perdre le plus souvent la plus grande partie de sa valeur.

XX

La sensibilité visuelle ou perception des formes se distingue des deux fonctions étudiées en pre-

1. Beaunis, *Nouveaux éléments de physiologie*, p. 1200, 2e édition. Paris, 1881.

mier lieu, en ce qu'elle est pour ainsi dire concentrée presque entièrement dans la partie centrale de la rétine. La vision distincte n'est guère possible en effet que dans le regard direct, c'est-à-dire pour les images rétiniennes formées sur l'étendue de la tache jaune. Il en est autrement pour la sensibilité lumineuse, qui est au contraire, comme nous l'avons vu, plus faible au centre que partout ailleurs. Quant à la sensibilité chromatique, elle diminue, il est vrai, du centre à la périphérie de la rétine, mais suivant une marche continue et parfaitement régulière; nous savons même que le bleu est moins bien perçu par la fovea que par les bords de la tache jaune (voy. figure 7).

Cela ne veut pas dire que la perception des formes soit nulle sur la généralité de la rétine; on sait que certains yeux atteints de strabisme et qui ne peuvent plus se servir de leur fovea, déviée de sa position normale, arrivent cependant à concourir à la vision en regardant à l'aide d'un point rétinien plus ou moins éloigné du centre; mais leur acuité visuelle reste toujours très imparfaite.

Pour savoir comment varie l'acuité visuelle suivant les diverses parties d'un même méridien de la rétine, nous avons déterminé M. Landolt et moi, pour la vision directe et pour des points successivement écartés de cinq en cinq degrés, à quelle distance maximum notre œil distinguait les différents points d'un objet analogue au damier

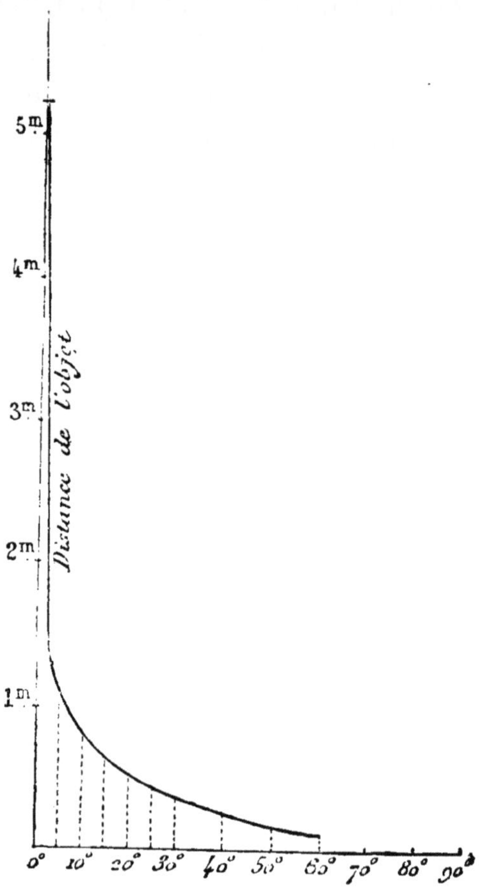

Fig. 13. — Courbe de l'acuité visuelle dans la partie externe de la rétine.

de la figure 12. J'ai dressé à l'aide de nos résultats la courbe reproduite ci-dessus (fig. 13). Cette courbe montre nettement la décroissance brusque de l'acuité visuelle à partir du point de fixation, tellement qu'à 5° seulement en dehors de ce dernier elle est déjà tombée au 5e de sa valeur centrale. Elle diminue ensuite beaucoup plus lentement et d'une façon continue.

On peut donc dire que la vision nette est une *fonction du centre de la rétine*, et que sa valeur est négligeable partout ailleurs; à 40° par exemple, dans l'expérience de la figure 13, l'œil ne distinguait plus deux points que pour un intervalle de un millimètre entre leurs images rétiniennes, c'est-à-dire pour un intervalle 200 fois plus grand qu'au centre.

On voit du reste très souvent l'acuité visuelle centrale varier isolément sans que la vision périphérique soit atteinte. On en a tous les jours des exemples. Sans doute aussi peut-on voir la vision périphérique diminuer ou disparaître dans son ensemble pendant que la vision centrale persiste seule; un de mes élèves, bon observateur, m'affirme avoir, après un travail soutenu, éprouvé certaines crises dans lesquelles tout son champ visuel semble obscur, sauf la partie centrale, dont l'acuité visuelle reste excellente ; il peut alors difficilement éviter les obstacles dans la rue, car il voit, dit-il, comme s'il regardait à travers un long tube étroit. En somme, la vision centrale paraît se distinguer très nettement, au point de vue fonctionnel, de la vision périphérique, et il y a lieu en clinique de les examiner séparément. Pour la dernière, il suffira presque toujours de l'exploration périmétrique. La vision centrale, au contraire, qui peut varier tout à fait indépendamment de la vision périphérique, sera surtout appréciée d'après la valeur de l'acuité visuelle, déterminée suivant la méthode précédente. On ne saurait trop le répéter, l'acuité visuelle peut être très défectueuse avec un champ visuel intact, et au contraire la vision centrale peut rester à peu près normale avec un champ visuel rétréci ou entamé dans une étendue plus ou moins grande.

En résumé, nous conseillons de déterminer l'acuité visuelle de la manière suivante :

1° Se placer dans une chambre obscure, vis-à-vis d'un objet analogue au damier de la figure 11 et éclairé soit par réflexion, soit par transparence, au moyen d'une lampe Carcel.

2° Interposer devant l'œil un diaphragme opaque muni d'un trou à bords réguliers d'environ 3 dixièmes de millimètre de diamètre et tenu à 13 millimètres devant le sommet de la cornée.

3° Déterminer, pour le malade et pour le médecin, la distance la plus grande à laquelle les points blancs et noirs du damier sont distingués nettement les uns des autres.

Le rapport de la distance trouvée pour le malade à celle trouvée pour le médecin donnera la valeur *relative* de l'acuité visuelle.

Toute expression *absolue* de l'acuité visuelle est un non-sens.

XXI

Voilà donc les différents phénomènes dont l'étude précise est indispensable pour quiconque veut apprécier l'état fonctionnel de l'appareil visuel. En premier lieu, on déterminera les limites du champ de la vision ; immédiatement après, on examinera l'état de la sensibilité lumineuse, puis la perception des couleurs et en dernier lieu l'acuité visuelle. Ces déterminations suffisent pour la vision monoculaire. Elles devront être faites sur chaque œil séparément, l'autre œil étant bandé.

Il est clair qu'elles ne peuvent dispenser de l'examen ophthalmoscopique; mais celui-ci doit venir en dernier lieu, car autrement l'œil, ébloui par la lampe de l'instrument, fournirait de mauvais renseignements sur son état fonctionnel. Ce serait donc ici le lieu de parler de l'ophthalmoscopie, si ce sujet, déjà bien souvent traité, rentrait dans le plan de ce petit ouvrage; comme on n'a voulu parler ici de l'appareil visuel qu'au point de vue fonctionnel, le lecteur désireux d'étudier la théorie de l'ophthalmoscopie et ses applications pourra se reporter à l'excellent manuel de M. Landolt [1].

Mais encore, avant de pratiquer l'examen ophthalmoscopique, sera-t-il nécessaire d'explorer la vision binoculaire, dont nous avons maintenant à dire quelques mots.

Il ne suffit pas, pour que la vision soit complète, que chacun des yeux, envisagé séparément, ait un fonctionnement normal. Dans l'état habituel, en effet, ils fonctionnent ensemble d'une façon harmonique. La vision normale, en d'autres termes, est binoculaire. Grâce au jeu particulier des muscles du globe de l'œil, nos deux lignes visuelles se dirigent en même temps vers l'objet que nous regardons, et dans ce cas les deux impressions que forme cet objet sur les *fovea* se fusionnent et produisent une seule et même sensation. Quant aux autres objets qui se peignent sur le reste de nos deux rétines, ils sont perçus plus ou moins vaguement; c'est surtout quand nous déplaçons notre regard que nous avons la conscience nette de leur existence, et c'est par le déplacement relatif de leurs images sur nos rétines que nous apprécions leur distance et leur situation.

Le fait capital de la vision binoculaire est donc

1. Landolt, *Manuel d'ophthalmoscopie* (d'après les leçons recueillies par le Dr Charpentier), 1878. Doin, éditeur.

la possibilité de diriger les deux lignes visuelles vers tous les points de l'espace. Cette question se réduit donc en définitive à celle de la mobilité des deux yeux ; nous faisons abstraction de la mobilité de la tête, grâce à laquelle nous pouvons à un moment donné tourner notre regard dans une direction quelconque, même sans l'aide des muscles de l'œil.

La tête étant fixe, chaque œil est susceptible, sous l'action de ces derniers, de tourner autour d'un point qui occupe à peu près son centre de figure et qu'on appelle centre de rotation. C'est par la contraction combinée d'un ou plusieurs muscles pour chaque œil que nos lignes visuelles, déplacées en même temps que les yeux eux-mêmes, arrivent à se couper sur l'objet que nous regardons; c'est seulement à cette condition que nous voyons simple avec les deux yeux, l'objet faisant alors la même image sur chaque fovea.

Nous avons donc tout d'abord à nous rendre compte du fonctionnement des muscles de l'œil, car si l'un d'eux est affaibli ou paralysé, l'œil correspondant sera limité dans son excursion suivant une certaine direction, et le regard binoculaire sera impossible dans cette direction. Supposons par exemple que l'œil gauche ne puisse plus se déplacer suffisamment vers la droite, quand nous aurons à regarder un objet situé de ce côté, l'œil droit, supposé normal, pourra bien diriger sa ligne visuelle sur l'objet, mais l'œil gauche s'arrêtera en route, et l'image de cet objet se produira ailleurs que sur la fovea; la ligne visuelle de l'œil gauche sera dirigée sur un autre objet dont l'image ne correspondra plus avec celle de la fovea de l'œil droit et ne pourra se fusionner avec elle; il y aura vision double, ou, suivant le terme adopté, diplopie.

Nous pouvons nous rendre compte grossièrement du degré de mobilité de chaque œil en faisant fixer par cet œil (l'autre étant couvert) l'extrémité de notre doigt, que nous promenons dans différentes directions, à droite, à gauche, en haut et en bas. Nous voyons alors la cornée se déplacer dans le même sens que notre doigt, et nous pouvons juger à peu près des limites de son déplacement. Quand la mobilité de l'œil est fortement diminuée dans une direction, il est facile alors de s'en rendre compte. Mais ce moyen est bien insuffisant dans la plupart des cas, lorsqu'il arrive que le défaut de mobilité est peu accentué. Il faut alors recourir, comme l'a conseillé M. Landolt, à l'examen périmétrique. Cet examen convient à tous les cas possibles.

Le menton étant soutenu par l'appui du périmètre (fig. 4) et le bord de l'orbite à la hauteur de l'extrémité de la tige de l'instrument, comme pour la détermination du champ visuel, on place l'arc horizontalement et l'on présente à l'œil en expérience (l'autre œil étant couvert) un objet qu'il doit regarder et voir distinctement; quelques lettres imprimées et suffisamment grosses pourront très bien servir. On déplace alors l'objet à la partie intérieur de l'arc soit à droite soit à gauche, en engageant le malade à suivre cet objet du regard *sans déplacer la tête.* Quand l'œil est au bout de sa course, il ne peut plus voir nettement l'objet, il ne peut plus lire, par exemple, les caractères présentés. On note alors le degré correspondant du périmètre, et on le reporte sur un schéma semblable à celui qui nous a servi pour le champ visuel. On trouve, je suppose, que le regard peut se déplacer de 40 degrés à droite, de 45 à gauche. On pratique le même examen pour le méridien vertical et, si l'on veut, pour les deux méridiens intermédiaires.

On a alors une série de points que l'on réunit par un trait et qui nous représentent les limites du *champ du regard.*

On reconnaît là la manière de procéder que nous avons déjà décrite à propos de la détermination du champ visuel. La méthode est en effet à peu près la même; seulement elle présente un obstacle particulier : c'est la bonne direction et l'immobilité de la tête. Il faudra veiller à ce que la face soit placée normalement à l'axe de l'instrument, de manière à ne pas être tournée soit à droite soit à gauche; le regard devra être au début dirigé naturellement et sans aucun effort vers le zéro du périmètre. En d'autres termes, il faut prendre comme point de départ ce qu'on a nommé la *position primaire*, dans laquelle l'œil regarde au loin, droit devant lui et à peu près horizontalement. La ligne visuelle est alors perpendiculaire au plan vertical de la face. Elle doit passer par le zéro du périmètre.

Cette position de la tête étant bien déterminée, il faudra, pendant tout l'examen, s'assurer de sa fixité, et au besoin l'assurer en dehors de la volonté du patient, soit par la main d'un aide, soit de toute autre manière.

XXII

Est-il indispensable de déterminer la limite du regard dans un grand nombre de directions différentes, comme on l'a fait pour le champ visuel? Il est nécessaire de s'expliquer sur ce point.

Il n'y a pas à proprement parler de champ du regard comme il y a un champ visuel, car l'œil ne peut se déplacer à la fois que dans une seule direction, et le regard ne saurait embrasser en même temps un certain nombre d'objets, *il ne porte que sur un point à la fois.* Il est donc préférable d'abandonner cette expression : le champ du regard, qui ne correspond à rien de réel, et de s'attacher simplement à déterminer les *limites du regard* dans la direction d'action de chaque muscle. Il sera toujours permis de relier ces limites par une courbe continue qui nous indiquera à peu de chose près les limites dans lesquelles la vision directe pourra s'exercer. Or les muscles du globe de l'œil sont au nombre de six. Cela réduira donc à six le nombre de nos points de repère pour chaque œil.

La ligne visuelle qui correspond objectivement (à peu de chose près) au centre de la cornée peut se mouvoir dans toutes les directions à partir de la position primaire.

Elle peut se déplacer horizontalement soit à droite, soit à gauche, sous l'action d'un seul muscle à la fois, soit le droit interne, soit le droit externe. Le plan d'action de ces deux muscles correspond donc au méridien horizontal, et nous devons commencer par lui notre examen.

Mais, pour se mouvoir en haut, l'œil exige la contraction simultanée de deux muscles, le droit supérieur et l'oblique inférieur. Le droit supérieur seul, en le dirigeant en haut, l'entraînerait en même temps légèrement en dedans : action secondaire qui doit être corrigée par l'oblique inférieur, dont l'effet isolé est de diriger l'œil à la fois en haut et en dehors. Il est donc logique d'explorer non pas la limite d'excursion exactement verticale, mais de pratiquer un double examen, d'une part dans le plan d'action du droit supérieur, en second lieu dans celui du droit inférieur.

Or on peut admettre, d'après mes calculs, que le muscle droit supérieur entraîne le regard en haut, suivant une ligne inclinée d'environ 12° en dedans par rapport à la verticale.

L'oblique inférieur, au contraire, l'entraîne également en haut, mais avec une inclinaison prononcée en dehors, à peu près suivant une ligne faisant un angle de 30° avec la verticale. La ligne d'action de ce dernier muscle n'est pas absolument droite, mais plutôt elliptique ; elle devait s'incliner en dehors à sa partie supérieure; mais, comme l'arc d'excursion du regard dans ce sens est assez restreint (45°), on peut sans erreur la considérer comme droite et lui donner la position qu'elle occupe dans la figure 14, à laquelle le lecteur doit se reporter pour tous ces détails. Cette figure représente le champ du regard de mon œil gauche, cet œil étant supposé regarder le papier ; les directions d'action des six muscles du globe oculaire sont indiquées par des lignes pleines. La ligne d'action du droit supérieur peut encore, mieux que celle de l'oblique inférieur, être considérée comme droite.

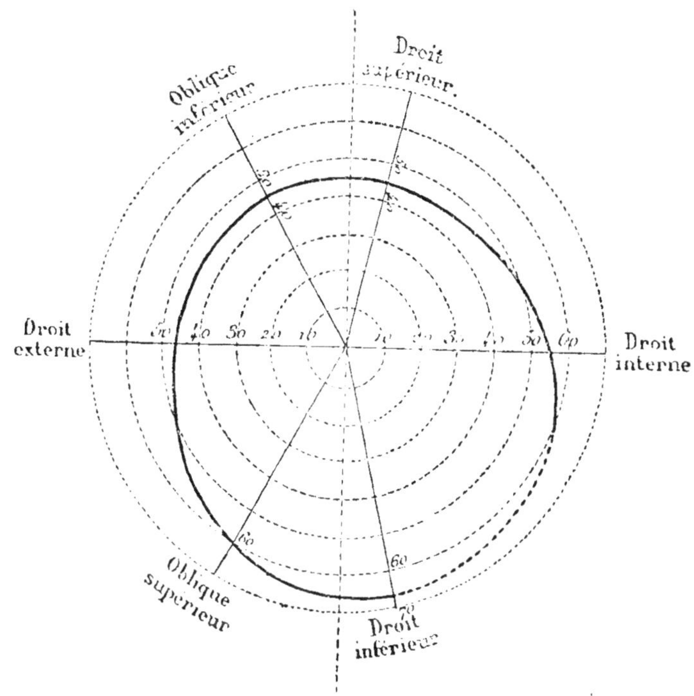

Fig. 14. — Champ du regard de mon œil gauche.
(La partie pointillée est fictive, le nez gênant l'exploration).

Le regard en bas est déterminé par la contraction simultanée du muscle droit inférieur et de l'oblique supérieur. L'action du droit inférieur en effet n'est pas tout à fait verticale; elle entraîne l'œil en bas il est vrai, mais aussi légèrement en dedans, comme pour le droit supérieur. L'œil est ramené au regard vertical par l'action concomitante de l'oblique supérieur, qui seul déplacerait la ligne visuelle à la fois en bas et en dehors.

Donc on ne devra pas explorer le regard directement en bas, mais déterminer ses limites d'excursion, d'une part suivant une ligne inclinée de 12° en dedans (droit inférieur), d'autre part suivant une ligne inclinée de 30° en dehors (oblique supérieur).

La détermination des limites d'excursion du regard dans les six directions précédentes nous donnera tous les renseignements nécessaires sur l'état fonctionnel des six muscles de l'œil correspondant. Elle devra être suivie de l'examen de l'autre œil suivant la même méthode.

Les limites ainsi obtenues peuvent varier de quelques degrés sur le même individu. Cela tient en grande partie aux positions différentes que l'on peut donner à la tête. Ce fait montre bien toute l'importance qu'il faut attacher à la bonne position et à l'immobilité de celle-ci.

D'autre part, une contraction brusque et violente d'un muscle peut faire dépasser à l'œil sa limite normale d'excursion dans la direction correspondante. On recommandera au sujet de suivre l'objet du regard doucement, sans effort et surtout sans fatigue.

Les limites du regard sont-elles variables avec les individus examinés? Cela paraît avoir lieu dans une certaine mesure et surtout dans certaines directions. La partie inférieure et interne de mon champ du regard est ainsi sensiblement plus étendue que la partie correspondante de M. Landolt [1]. Les moitiés supérieures sont identiques dans les deux cas, et le regard s'étend à 45 degrés pour le droit externe, l'oblique inférieur et le droit supérieur. Toute limite inférieure à 40 degrés pour ces muscles sera insuffisante. Quant à mon droit inférieur, il agit jusqu'à 67 degrés, l'oblique supérieur jusqu'à 60, le droit interne jusqu'à 55 degrés.

Ces limites peuvent être restreintes, semble-t-il, jusqu'à 50 degrés en bas et 45 en dedans, sans être anormales. Au-dessous de ces limites, on devra songer à une parésie du muscle correspondant.

L'insuffisance d'action des muscles de l'œil, qu'elle soit totale ou partielle, peut exister pour chaque muscle isolément. Il se peut aussi qu'elle se fasse sentir dans tout le domaine innervé par le nerf moteur oculaire commun, qui, ainsi qu'on le sait, se distribue à la fois aux muscles droits supérieur, inférieur et interne et au petit oblique. Le grand oblique reçoit un nerf spécial, le nerf pathétique. Il en est de même du droit externe, innervé par le moteur oculaire externe. Il est

1. *Traité d'ophthalmologie*, t. I, p. 906.

facile, en se reportant à la figure 14, de voir dans quelle direction l'excursion de l'œil sera restreinte dans les cas de parésie ou de paralysie d'un ou plusieurs muscles.

Les limites du regard de l'œil droit devront être déterminées suivant les mêmes principes que pour l'œil gauche, c'est-à-dire qu'on les déterminera successivement à droite et à gauche dans le méridien horizontal; puis en haut, dans un méridien incliné de 12 degrés à gauche sur la verticale (droit supérieur agissant en haut et en dedans) et dans un méridien incliné de 30 degrés à droite (oblique inférieur); enfin, en bas, dans un méridien incliné de 12 degrés à gauche (droit inférieur) et dans un dernier méridien incliné de 30 degrés à droite (oblique supérieur).

Cette exploration est à la fois la plus simple et la plus précise qui puisse être faite pour s'assurer de l'état de mobilité des yeux; elle peut remplacer à elle seule tout autre examen de la vision binoculaire. Très souvent, celle-ci paraît intacte quand déjà il existe une insuffisance marquée de la part d'un ou plusieurs muscles. Le malade semble fixer ses deux yeux sur l'objet qu'on lui présente, il ne paraît pas loucher; mais peut-être ne fait-il que suppléer à force de volonté à une faiblesse commençante d'un de ses muscles. Cette suppléance est fréquente dans la position horizontale du regard, moins facile dans les autres directions. La détermination des limites du regard nous instruira sur ce point; s'il existe un muscle affaibli, l'excursion de l'œil sera diminuée nettement dans la direction correspondante.

Nous devrons donc pratiquer cet examen d'abord évidemment dans tous les cas où il y aura une déviation appréciable d'un œil ; d'autre part, quand le malade, sans déviation apparente au premier abord, accusera de la diplopie, verra double à certains moments; en troisième lieu, dans les cas d'asthénopie, c'est-à-dire de fatigue à la suite d'un effort visuel prolongé, soit de près, soit de loin; enfin, quand le malade ne jouira que de la vision monoculaire, la vue de l'un des yeux étant trop faible par une cause ou par une autre pour concourir à la perception des objets.

XXIII

Il peut y avoir déviation appréciable de l'un des yeux quand un des muscles qui le meuvent est trop faible ou à plus forte raison complètement paralysé; le muscle ou les muscles antagonistes entraînent alors l'œil en sens inverse, et le malade *louche*. Il y a souvent utilité à connaître le degré de cette déviation pour apprécier sa marche et l'influence du traitement appliqué. Le périmètre pourra nous servir encore dans ce cas, et, après MM. Javal et Landolt, nous procéderons de la manière suivante :

L'œil dévié est placé au centre du périmètre (en *o*, fig. 15) ; quand on fait regarder par l'autre œil dans la direction du zéro du périmètre, le premier est dirigé vers un autre degré de l'arc, vers A, par exemple ; l'arc AL mesure sa déviation. Or, pour connaître le point A, le médecin n'a qu'à promener une petite bougie allumée le long de l'arc en la suivant exactement du regard ; quand il voit l'image de réflexion de la flamme se former au milieu de la cornée, il est dans la direction de l'axe optique, direction que nous avons confondue jusqu'à présent avec celle de la ligne visuelle ; il a donc à peu de chose près, d'après le degré correspondant du périmètre, la valeur de l'angle de déviation.

Cependant il faut remarquer que le milieu de la cornée ne correspond en réalité que très rarement d'une façon exacte à la ligne visuelle ; elle ne peut donner que la position de l'axe optique, c'est-à-dire de l'axe de symétrie du globe oculaire. Or l'axe optique et la ligne visuelle forment en réalité un angle nommé angle α, de 4 degrés en moyenne, mais qui peut être plus grand ou plus petit suivant les yeux. Nous devons donc, pour plus d'exactitude, éliminer cette cause d'erreur, et pour cela nous modifierons légèrement la méthode précédente.

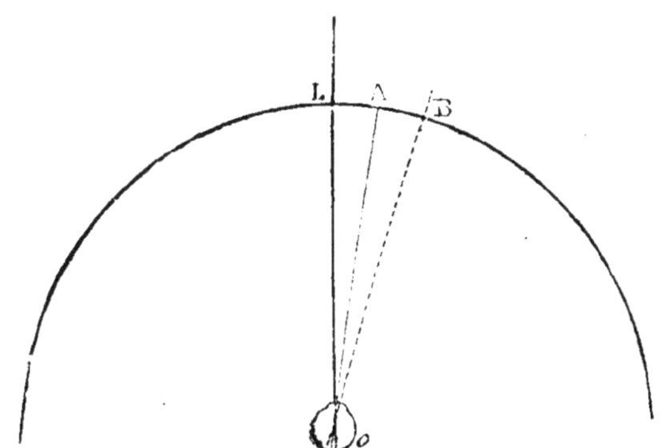

Fig. 15. — Mesure de l'angle de déviation d'un œil strabique.

L'œil malade étant au centre du périmètre, nous le ferons regarder dans la direction du zéro de l'instrument, pendant que l'autre œil sera couvert; nous déterminerons alors la position de l'axe optique dans le regard direct, en produisant, comme tout à l'heure, l'image de réflexion d'une bougie sur le milieu de la cornée; nous obtiendrons un certain nombre de degrés, 5 à droite, je suppose. Nous découvrirons ensuite l'œil sain et nous le ferons regarder vers le point zéro, que fixait tout à l'heure l'œil malade; celui-ci se déviera, et nous pourrons déterminer la nouvelle direction du centre de la cornée, c'est-à-dire de l'axe optique. Supposons que nous trouvions

20 degrés vers la droite ; pour avoir l'angle de déviation de l'œil malade, nous retrancherons de ce nombre les 5 degrés que l'axe optique faisait d'abord à droite, ce qui fera 15 degrés de déviation réelle. Si, au lieu d'être dévié à droite, l'œil malade se fût dirigé vers 20 degrés à gauche, il eût fallu au contraire ajouter à ces 20 degrés les 5 degrés formés à droite du regard par l'axe optique, ce qui eût donné en réalité une déviation de 25 degrés.

On voit par cet exemple que la détermination de l'angle de déviation n'offre aucune difficulté et donne des résultats très précis.

Dans le cas où l'œil n'est dévié que d'une faible quantité, on peut augmenter encore la précision de l'examen, comme je l'ai conseillé [1], en laissant à demeure la bougie au zéro de l'instrument et en se déplaçant soi-même le long de l'arc jusqu'à ce qu'on aperçoive le reflet de la flamme sur la cornée exactement au milieu de cette dernière ; on obtient alors un angle qui est le double de l'angle réel.

Dans la figure 15, par exemple, l'œil dévié est en *o*. Il devrait regarder en L, en réalité il regarde en A ; l'angle de déviation est donc LA. Si la flamme de la bougie est en L, elle se réfléchira suivant B, en faisant sur la cornée un angle de

1. *Annales d'oculistique* janvier 1878.

réflexion AB égal à l'angle d'incidence LA. L'angle LB mesuré sur le périmètre sera donc double de ce dernier, qui est l'angle de déviation de l'œil ; la détermination sera deux fois plus précise que précédemment.

Voilà en somme tout ce que nous trouvons d'utile à dire sur la vision binoculaire envisagée au point de vue de l'examen clinique. Nous recommandons surtout de déterminer, comme nous avons appris à le faire, les limites du regard ; cela seul dispensera de tout le reste. Quand on aura ajouté cette détermination à celle du champ visuel, de la sensibilité lumineuse, de la sensibilité chromatique et de l'acuité visuelle, on saura tout ce qu'il est actuellement *possible* et *nécessaire* de savoir sur l'état fonctionnel de l'appareil visuel. On voit que, si cet appareil est complexe et s'il exige une exploration longue et minutieuse, il peut nous donner en revanche des résultats d'une grande précision et d'une valeur inappréciable. En effet, si l'on ne peut prendre à la lettre que l'œil « soit le miroir de l'âme », on sait tout au moins qu'il est une partie avancée de l'encéphale, et la seule qui soit facilement accessible au physiologiste et au médecin.

www.ingramcontent.com/pod-product-compliance
Ingram Content Group UK Ltd.
Pitfield, Milton Keynes, MK11 3LW, UK
UKHW021536260726
13993UKWH00002B/530

9 782329 342689